Vistara H.Haiduk
Simone Boley

Schüßlersalze in der Schwangerschaft

Vistara H. Haiduk
mit
Simone Boley

Schüßlersalze in der Schwangerschaft

Lüchow

Originalausgabe

in der Verlag Kreuz GmbH,
Postfach 80 06 69, 70506 Stuttgart

Umschlaggestaltung: Margret Russer
Umschlagbild: Getty Images
Satz: Rund ums Buch – Rudi Kern, Kirchheim/Teck
Druck und Bindung: Clausen & Bosse, Leck
Printed in Germany

ISBN 978-3-7831-9017-5

www.luechow-verlag.de

Inhalt

Gesundheit ist das quantitative Gleichgewicht der einzelnen Mineralsalze. Krankheit entsteht erst durch das Ungleichgewicht dieser Mineralsalze. Das Fehlen eines Salzes verursacht nicht nur körperliche Symptome, sondern auch geistige und seelische.

(Dr. Schüßler anno 1873)

Noch ein Buch über die Schwangerschaft?

Schüßlersalze für Mutter und Kind ist nicht einfach ein Buch, das die Schwangerschaft beschreibt. Es beschreibt eine Reise durch die Schwangerschaft vom Zeitpunkt der Empfängnis bis zur Geburt. Es werden die verschieden Stationen, Entwicklungen und ihre Begleiterscheinungen beschrieben. Im zweiten Teil des Buches finden Sie naturheilkundliche Lösungsansätze, hauptsächlich durch Schüßlersalze, die ihnen helfen sollen, diese Reise möglichst beschwerdefrei zu erleben.

Dieses Buch ist ein Ratgeber für Schwangerschaft, Geburt und Wochenbett für Mutter und Kind. Während dieser Zeit voller Veränderungen können die unterschiedlichsten Störungen auftreten. Es soll vor allem ein Handbuch für diejenigen darstellen, die sich nicht rückhaltlos in die Hände der Schulmedizin begeben wollen, sondern nach schneller, naturnaher Hilfe suchen. Die Biomineralien nach Dr. Schüßler unterstützen den Körper risikofrei und schnell. Sie sind daher besonders für diese Zeit geeignet.

Zu diesem Werk standen die jahrelangen Erfahrungen der Hebamme Simone Boley und der Heilpraktikerin Vistara Haiduk Pate. Die hier vorgestellten Rezepte und Behandlungskonzepte werden in den Praxen immer wieder erfolgreich verwendet.

Einleitung

Die Mutter kann ihrem Kind an Biomineralien nur das mitgeben, was sie selbst während der Schwangerschaft zur Verfügung hat.

Durch Lebensweise, genetische Bedingungen und sonstige Herausforderungen des Lebens verbraucht unser Körper bestimmte Mineralstoffe. Diese werden üblicherweise durch die Nahrung wieder ersetzt.

Unglücklicherweise ist selbst in so genannter »Bioware« nicht mehr der Nährstoffgehalt im Gemüse/Obst enthalten, wie z. B. noch zu Beginn des 20. Jahrhunderts. Veränderte Umwelt- und Kultivierungsbedingungen haben den Nährstoffgehalt im Boden reduziert, wodurch auch die Frucht nur reduzierte Mineralstoffmengen einlagern kann. Zusätzlich trägt die eigene Lebensweise zu einem über Generationen zunehmenden Mineralbedarf bei.

Die Natur hat dafür gesorgt, dass das Kind über das Blut der Mutter zunächst mit allem versorgt wird, was es zur Entwicklung braucht. Der mütterliche Körper gibt seine letzten Reserven her. Ein Beispiel sind die Zähne der Mutter. Sie stellen einen wichtigen Calciumspeicher dar, der für den Knochenbau des Kindes notfalls angegriffen wird, sollte der mütterliche Organismus nicht genug zur Verfügung stellen können. Daher kommt das Sprichwort: »Ein Kind, ein Zahn.«

Um diesen Mineralbedarf von vornherein zu decken, empfehlen wir Frauen mit Kinderwunsch, auch wenn sie noch nicht schwanger sind, das Mineralniveau so zu stabilisieren, dass sowohl für sie als auch für das Kind ausreichend Mineralstoffe zur Verfügung stehen. Ist der Mineralstoffbedarf gedeckt, drückt sich dies in Wohlbefinden und stabiler Gesundheit aus. Das Kind entwickelt sich zeitgerecht und hat von Beginn seines Seins an gute Bedingungen, gesund zu bleiben. Das »Auffüllen« mit Mineralien ist vor allem für Mehrfachmütter wichtig. Jede Schwangerschaft greift den Mineralhaushalt an. Das letzte Kind bekommt erheblich weniger Nährstoffe, als noch das erste zur Verfügung hatte.

Nehmen Sie jedoch bereits von Beginn der Schwangerschaft an Schüßlersalze, um ihre Mineralstoff-Depots wieder zu füllen, haben alle Ihre Kinder die gleichen gesundheitlichen Startchancen. (Milchschorf und angeborene Neurodermitis sind zum Beispiel häufig Zeichen eines Mineralmangels. Im Laufe der ersten Lebensjahre entwickelt sich oft Asthma daraus. Mit Schüßlersalzen kann der Verlauf geändert werden, da dem Körper das zugeführt wird, was er zur Gesunderhaltung braucht.)

Schwangerschaft – Zeit der Veränderung

Noch bevor es in irgendeiner Weise messbar ist, gibt unser Körper Hinweise auf eine stattgefundene Empfängnis. Diffus kommt es zu körperlichen Erscheinungen, meist mit einer Ahnung von tief innen, dass ES geschehen ist – nämlich die Befruchtung einer Eizelle und die beginnende Einnistung des Eies, auf dem Weg ein kompletter Mensch zu werden.

Der normale Schwangerschaftsverlauf

Dauer

Die Schwangerschaftsdauer ist großen Schwankungen unterworfen. So ist es auf jeden Fall besser, sich nicht auf den errechneten Entbindungstermin (ET) festzulegen, sondern von einem Entbindungszeitraum auszugehen. Unter dem Entbindungszeitraum versteht man den Zeitraum von 3 Wochen vor bis 2 Wochen nach dem errechneten Termin. Zu Ihrer eigenen Entspannung sollten Sie der Familie und den Freunden nur einen ungefähren Zeitpunkt der Geburt angeben. Andernfalls steht unter Umständen ab dem »ET« das Telefon nicht mehr still. Und die Frage »Ist dein Kind noch nicht da?« kann eine

Schwangere, die bereits über den errechneten Geburtstermin hinaus ist, zusätzlich nervlich belasten. Der entsprechend besprochene Anrufbeantworter kann eine große Hilfe sein.

Terminberechnung

Ausgehend vom 1. Tag der letzten Monatsblutung, wird für die Schwangerschaft (Gravidität) ein Zeitraum von 40 Wochen, d. h. 10 Mondmonate (Lunarmonate) à 28 Tage, (281 Tage) angesetzt.

Zur Bestimmung des Entbindungstermins gibt es eine Rechenregel nach Dr. Naegele (Geburtshelfer in Heidelberg 1778-1851).

Man errechnet den Geburtstermin vom ersten Tag der letzten Monatsblutung beginnend, da der Empfängnistag (Konzeptionstag) selten bekannt ist. Es wird angenommen, dass eine Schwangerschaft bei einem 28-tätigen Zyklus 281 Tage dauert.

Die Formel zur Berechnung sieht so aus:

> 1. Tag der letzten Monatsblutung – 3 Monate + 7 Tage + 1 Jahr = Geburtstermin.

Beispiel:
15.02.2005 (Tag der letzten Regel) – 3 Monate = 15.11.2004 + 7 Tage = 22.11.2004 + 1 Jahr = ET 22.11.2005

Ist der Zyklus kürzer, müssen die entsprechenden Tage abgezogen werden. Ist er länger, werden sie dazugezählt.

Kann man den Tag der Konzeption genau angeben, lässt sich auch der Geburtstermin genauer bestimmen.

> Konzeptionstag – 7 Tage – 3 Monate + 1 Jahr = Geburtstermin.

Beispiel:
Konzeptionstermin: 13.09.2004 – 7 Tage = 06.09.2004 – 3 Monate = 06.06.2004 – 1 Jahr = Geburtstermin 06.06.2005

Tatsächlich dauert eine Schwangerschaft vom Zeitpunkt der Empfängnis an 267 Tage (281 – 14 Tage) oder 38 Wochen. Der Zeitraum der ersten 14 Tage ist die Zeit bis zur Eireife. Erst nach der Eireife kann eine Empfängnis stattfinden.

Seit langem gibt es auch die Terminbestimmung mit dem Früh-Ultraschall. Das Ergebnis wird mit dem errechneten Termin verglichen. Um bei den weiteren Vorsorgeuntersuchungen die entsprechende Schwangerschaftswoche auszurechnen, wird der Geburtstermin in der Regel bei der ersten Sonografieuntersuchung festgelegt.

Der sonografisch (durch Ultraschall) erhobene körperliche Befund des Kindes (sog. Scheitel-Steiß-Länge, SSL) wird dann mit dem der errechneten Schwangerschaftswoche verglichen.

Die Praxis zeigt, dass sich die wenigsten Kinder an diesen Termin halten. Am errechneten Entbindungstermin werden nur 4% der Kinder geboren, 80% der Kinder kommen am ET +/– 14 Tage zur Welt.

Einige Frauen errechnen aus dem Bauch heraus einen eigenen Termin, der dem tatsächlichen Geburtstermin dann oft am nächsten kommt.

Der Geburtsbeginn ist von verschiedenen Faktoren abhängig, genau weiß auch die Schulmedizin nicht, durch was eine Geburt letztendlich ausgelöst wird. Es bleibt nach wie vor spannend und doch noch ein Geheimnis. Zum Glück!

Ist das Kind geboren, wird es nach verschiedenen Kriterien untersucht und betrachtet (u. a. anhand der sog. »Reifezeichen«). Danach kann man sagen, ob es sich um ein reifes Neugeborenes handelt, es zu früh oder übertragen geboren ist.

Die Routineuntersuchungen

Üblicherweise gehen Frauen zum Frauenarzt oder in die Apotheke, um eine Schwangerschaft mittels Schwangerschaftstest gesichert feststellen zu lassen. Meist wissen oder ahnen die Frauen es schon, brauchen jedoch noch eine »Schwarz-auf-weiß«-Bestätigung. Das Warten auf den Test kann eine sehr aufregende Sache sein.

Ist die Schwangerschaft gesichert, wird die Erstuntersuchung gemacht und ein Mutterpass angelegt. Dies geschieht meist in der 7. Schwangerschaftswoche (SSW). Nach den Mutterschaftsrichtlinien sollen die Untersuchungen bei einer gesunden Schwangeren mit einem normalen Schwangerschaftsverlauf vierwöchentlich stattfinden, ab der 30. SSW vierzehntägig. Ist der errechnete Geburtstermin erreicht, sind im Allgemeinen zweitägige Kontrollen üblich.

> Eine schwangere Frau hat von Beginn der Schwangerschaft an ein Anrecht auf Hebammenhilfe. Das umfasst nicht nur die Geburtsvorbereitung, sondern auch die Vorsorge und Beratungen zu allem, was Schwangerschaft, Geburt und Wochenbett mit Stillzeit betrifft. Eine große Bedeutung hierbei hat die Hilfe bei Schwangerschaftsbeschwerden. Dies wird in späteren Kapiteln noch ausführlicher besprochen. (Seite 125)

Die Schwangerschaftsvorsorge beinhaltet das Errechnen der jeweiligen Schwangerschaftswoche, das Messen des Blutdrucks, die Urinuntersuchung auf Zucker, Eiweiß, Bakterien und Blut mittels eines Urin-Teststreifens und die Gewichtskontrolle der Schwangeren. In den Praxen wird noch der Blutfarbstoffgehalt der roten Blutkörperchen (Hämoglobinwert, der »Hb«) bestimmt, um eine Anämie (Blutarmut) auszuschließen.

Wichtiger als die Laboruntersuchungen ist das »Befragen« und »Betrachten« der Schwangeren, um zu erfahren, wie es ihr geht, und um Wassereinlagerungen oder Krampfadern frühzeitig feststellen zu können.

Mit dem Abtasten des Bauches und dem Abhören der Herztöne, um Lage und Größe des Kindes festzustellen, endet dann die jeweilige Vorsorgeuntersuchung.

Bei verstärktem, juckendem oder brennendem Ausfluss ist ein Vaginalabstrich (Scheidenabstrich) notwendig. Wenn Beschwerden bestehen, muss das äußere Genitale angeschaut werden. Die vaginale Untersuchung ist eigentlich nur im Bedarfsfall notwendig, beispielsweise bei dem Verdacht auf vorzeitige Wehen. In diesem Fall muss festgestellt werden, ob der Muttermund noch geschlossen ist.

Die Schwangerenvorsorge kann von Arzt, Ärztin oder von der Hebamme durchgeführt werden. Handelt es sich um eine normale Schwangerschaft, kann, außer den drei vorgesehenen und empfohlenen Ultraschalluntersuchungen, eine Hebamme die Schwangerenvorsorge übernehmen. In unserem Nachbarland Holland ist die Schwangerenvorsorge bei normalen Verläufen ausschließlich in Hand der Hebammen.

Spätestens in der 20. SSW sollte sich eine Schwangere nach einer Hebamme in ihrer Nähe umsehen. Sie kann ihr genaue Informationen zum Thema Geburtsvorbereitungskurs und sonstige Hilfen geben, die genau auf ihre Bedürfnisse abgestimmt sind. Die Krankenkasse übernimmt diese Leistungen.

Bei der ersten frauenärztlichen Untersuchung wird eine Anamnese erhoben, um herauszufinden, ob es bei dieser Schwangerschaft Anhaltspunkte für Risiken bestehen. Über eine Blutentnahme wird die Bestimmung der Blutgruppe, des Rhesusfaktors, der Antikörper und ein Rötel-Titer bestimmt. Der Rötel-Titer gibt eine Immunität gegenüber der für das Kind gefährlichen Rötelerkrankung wieder. Im Gespräch mit dem Arzt wird nach vorausgegangenen Schwangerschaften, Geburten, Fehlgeburten und Schwangerschaftsabbrüchen gefragt. Zur Errechnung des Geburttermins werden die Daten der letzten Periode und der vorausgegangenen Zyklen festgestellt. Größe und Gewicht zu Beginn der Schwangerschaft werden vermerkt. Wichtig sind ferner vorangegangene Erkrankungen bei der Schwangeren selbst und ihrer Familie. Vorausgegangene Operationen und Eingriffe sind ebenfalls wichtig. Liegt ein Anhalt für ein Risiko vor, wird dieses im Mutterpass vermerkt. Der Mutterpass dient der Information der betreuenden Personen untereinander und ist in jedem Fall immer bei sich zu tragen, damit die Daten im Notfall vorliegen.

Die Schulmediziner neigen dazu, nach Risiken zu suchen, denn heute sind schon auf Grund des Alters zahllose Frauen Risiko-Schwangere. Eine echte Risikoschwangerschaft liegt erfahrungsgemäß letztendlich selten vor, daher gehen Hebammen erst einmal davon aus, dass es sich um eine normale Schwangerschaft handelt.

Nur drei Ultraschalluntersuchungen sind vorgesehen

Früher wurde eine Schwangere nur zu Beginn und am Ende der Schwangerschaft vaginal untersucht, und natürlich in Ausnahmefällen. Eine Schwangere durfte auch nicht mehr auf einem gynäkologischen Stuhl untersucht werden. Heute hingegen wird bei fast jeder ärztlichen Untersuchung eine vaginale Untersuchung und ein vaginaler Ultraschall gemacht und sogar fast immer ohne wirkliche Indikation.

In den Mutterschaftsrichtlinien sind drei Ultraschalluntersuchungen(US) vorgesehen und werden von den gesetzlichen Krankenkassen als Leistung übernommen. Die erste Ultraschalluntersuchung sollte in der 9. bis 12. SSW , die zweite in der 19. bis 22. SSW, die Dritte in der 29. bis 32. SSW durchgeführt werden. Sie dienen der Beurteilung der kindlichen Entwicklung und geben Aufschluss über Sitz und Funktion der Plazenta. Außerdem ist es wichtig, zu wissen, ob sich eventuell Mehrlinge (zwei oder mehr Föten) eingenistet haben. Vor dem Zeitalter des Ultraschalls gab es bei manchen Geburten Überraschungen, da durch den äußeren Tastbefund Zwillinge bzw. Mehrlinge nicht immer diagnostiziert werden konnten.

Eine Schwangere kann selbst entscheiden, wann sie welche Untersuchungen von wem vornehmen lassen will.

An dieser Stelle sei erwähnt, dass Frauen darüber aufgeklärt werden müssen, wenn zusätzliche sonografische Checks durchgeführt werden sollen. Lassen Sie sich genau erklären, welche Indikation für diese Untersuchung vorliegt. Die vaginale Untersuchung kann auch abgelehnt werden. Frauen sollten beharrlich nachfragen, warum welche Untersuchungen notwendig sind.

Weiter geht es mit den zusätzlich empfohlenen Untersuchungen.

Amniozentese (Fruchtwasseruntersuchung)

Einer Schwangeren über 35 Jahren wird eine Amniozentese im Zeitraum der 15.–17. SSW empfohlen. Statistisch hat sich gezeigt, dass bestimmte Erkrankungen bei Kindern von Spätgebärenden (Frauen über 35 Jahren) gehäuft auftreten. Hier spricht man von Pränataldiagnostik (vorgeburtlicher Diagnostik). Im Fruchtwasser können einige chromosomale (Fehler im Erbgut) Erkrankungen untersucht werden, wie z.B. das »Down-Syndrom« bzw. die Trisomie 21. Für die meisten Leserinnen ist es die bekannteste Erkrankung von Neugeborenen, die durch einen Chromosomendefekt verursacht wird.

Neben der Amniozentese gibt es noch andere pränatale Untersuchungen. Es ist wichtig, sich ausreichend zu informieren, bevor Sie den Untersuchungen so ohne weiteres zustimmen, da die Amniozentese das Risiko der Fehlgeburt beinhaltet. Sie sollten sich von dem/der betreuenden Arzt/Ärztin und der Hebamme genauestens über Vorgehensweise, Risiken und die ergebnisgebundenen Folgen bzw. Entscheidungen informieren zu lassen. Sie sind unter Umständen weitreichender, als Sie sie jetzt einschätzen können.

Rhesusfaktor »negativ«

Zwischen der 24. SSW und 27. SSW wird noch einmal Blut zur Antikörperuntersuchung abgenommen. Hierbei wird untersucht, ob sich im mütterlichen Blut Abwehrzellen gegen das kindliche Blut befinden.(Zur Beruhigung: Es kommt so gut wie nie vor.) Diese Antikörper haben übrigens nichts mit dem Rhesusfaktor zu tun.

Ist eine Schwangere »Rhesusfaktor negativ«(Rh–), wird in der ca. 25. SSW das so genannte Anti-D gespritzt. Da die Blutgruppe und der Rhesusfaktor des Kindes noch nicht bekannt sind, dient diese Spritze als Prophylaxe zur Vermeidung einer eventuellen Antikörperbildung im mütterlichen Blut gegen ein Rhesus positives (Rh+) Kind. Ist das Ungeborene Rh–, war die Impfung umsonst. Da auch eine Impfung Komplikationen mit sich bringen kann, ist diese Maßnahme abzuwägen.

Nach der Geburt ist die Gabe von Anti-D notwendig, wenn im Nabelschnurblut die kindliche Blutgruppe mit positivem Rhesusfaktor festgestellt worden ist. Die Mutter wird innerhalb von 72 Std. nach der Geburt mit Anti-D gespritzt, um ein nachfolgendes Kind nicht zu gefährden.

Würde kein Anti-D verabreicht, sieht bei einer nachfolgenden Schwangerschaft mit einem weiteren Rhesus positiven Kind das mütterliche Blut die Rh+-Eigenschaften des Kindes als zu bekämpfenden Fremdstoff an. Antikörper gegen das kindliche Blut werden gebildet. So kann es zu einer Hämolyse (Zersetzung der roten Blutkörperchen) beim Kind kommen, was für das Kind lebensgefährlich ist. Es würde ersticken, da die Erythrozyten (rote Blutkörperchen) für den Sauerstofftransport nicht mehr zur Verfügung stünden.

So wird nach der Geburt bei jeder Rhesus negativen Frau, noch bevor die Plazenta (Mutterkuchen) geboren ist, Nabelschnurblut entnommen, um den kindlichen Rhesusfaktor zu bestimmen.

Hepatitis (Leberentzündung)
Zwischen der 34. SSW und 37. SSW wird Blut für die Untersuchung auf Hepatitis-B-Antikörper durchgeführt. Sollte ein positiver Test vorliegen, ist es für das Kind während der Schwangerschaft nicht so gefährlich. Allerdings kann es im Verlauf der Geburt zu einer Infektion über die Schleimhäute kommen. Deshalb muss das Neugeborene einer Hepatitis-B-infizierten Mutter sofort nach der Geburt immunisiert (geimpft) werden.

Schwangerschaftsdiabetes
In der Schwangerschaft ist der Organismus der Frau besonderen Belastungen ausgesetzt, die auch Auswirkungen auf den Blutzuckerspiegel haben. Einige Schwangere reagieren in einer Schwangerschaft, bei sonst völlig normalen Blutzuckerwerten mit erhöhten Werten. Daher wird bei allen Schwangeren zur Klärung der Frage, ob ein Schwangerschaftsdiabetes vorliegt, routinemäßig ein Glukosetoleranz-Test (»Zucker«-Test) durchgeführt. Sollte das der Fall sein, braucht die Schwangere eine intensivere Betreuung und zusätzliches Insulin während der Schwangerschaft.

Das Kind kann bei vorliegendem Schwangerschaftsdiabetes ein hohes Geburtsgewicht erreichen, was in der Regel eine schwere Geburt bedeutet. Wichtig ist für die Frau auf jeden Fall neben der ärztlichen Betreuung eine auf den erhöhten Blutzuckerspiegel zugeschnittene Ernährung und eine unterstützende Begleitung in Form von alternativen Heilmethoden(siehe auch Gesund und schlank mit Schüßlersalzen).

CTG (Herztonaufzeichnung)
Ungefähr ab der 28. SSW wird bei der Vorsorge im ärztlichen Bereich und in manchen Hebammenpraxen, ein 20-30-minütiges CTG geschrieben (Cardio-Tokogramm). Es zeigt eine Verlaufskurve der kindlichen Herztöne und der Gebärmutteraktio-

nen in Beziehung zueinander. Das CTG kann Aufschluss über den kindlichen Zustand geben, vor allem in Beziehung zu auftretenden Wehen. In den Kliniken wird auch im Geburtsverlauf zunächst in Intervallen, später bei vollständiger Öffnung des Muttermunds kontinuierlich ein CTG geschrieben.

Kommt es zur Überschreitung des errechneten Geburtstermins, werden Kontrollen in kürzeren Abständen durchgeführt. Es gilt, sowohl zu prüfen, ob noch genügend Fruchtwasser vorhanden ist sowie die kindlichen Herztöne kräftig und regelmäßig sind.

Blutdruck

Mit dem Ultraschall (US) wird der Reifegrad der Plazenta überprüft. Das dient der Einschätzung, ob das Kind ausreichend versorgt ist.

Auch wird noch einmal besonderen Wert auf den Blutdruck der Mutter gelegt (im Mutterpass mit RR angegeben, benannt nach Riva Rocci, Pädiater aus Pavia 1863–1937, der den Blutdruckapparat erfand), auf die Urinuntersuchung und die Gewichtszunahme im Zusammenhang mit Wassereinlagerungen (Ödeme). Beim Blutdruck wird auf eine Erhöhung geachtet. Hier interessiert vor allem der niedrigere (zweite) Werte. Als Normalwert gilt RR 100/60-120/80. Ist der zweite Wert erhöht (z. B. ein RR von 140/90) bedarf es der Kontrolle, vor allem dann, wenn die Schwangere einen sonst eher niedrigen oder normalen Blutdruck (RR) hat.

Urinuntersuchung

Normalerweise sollte sich im Urin kein Eiweiß befinden. Lässt sich Eiweiß im Urin nachweisen, kann das ein Hinweis auf eine nachlassende Nierentätigkeit der Schwangeren sein. Eine Eiweißausscheidung in Kombination mit Ödemen, vor allem im oberen Bereich des Körpers, kann Hinweis auf eine Präeklampsie (früher als EPH-Gestose, »Schwangerschaftsvergiftung«, bezeichnet) sein.

E steht dabei für Edema (lat.: Ödeme), P für Proteinurie (Eiweiß im Urin) und H für Hypertonie (erhöhter Blutdruck). Da in diesem Fall Gefahr für Mutter und Kind besteht, ist es notwendig, die Geburt einzuleiten.

Überschreitung des errechneten Termins (ET)

Bei der Überschreitung des errechneten Termins streiten sich die Gelehrten. Manche Ärzte halten es für sinnvoll, schon 6 Tage nach dem ET einen Wehenbelastungstest zu machen.

Mit der Wehenbelastung (Oxytocintest) will man überprüfen, wie das Kind unter Wehen reagiert. Man hofft auch, dass der Test in eine Geburtseinleitung übergeht und somit in die Geburt. Es ist davon auszugehen, dass der Verlauf der Geburt sich von dem mit einem natürlichen Beginn unterscheidet.

Andere Ärzte warten bis zum 14. Tag nach errechnetem Termin, bis sie eine Klinikeinweisung mit Geburtseinleitung anordnen.

Kooperative GynäkologInnen empfehlen den Kontakt mit einer Hebamme, um die alternativen Möglichkeiten der Geburtseinleitung auszuschöpfen, bevor zu einer Geburtseinleitung unter Einsatz von Hormonen gegriffen wird.

Künstliche Einleitung der Geburt

Es gibt mehrere Möglichkeiten hormonell auf die Geburt einzuwirken.

Prostaglandin-Gel

Sollte der Muttermund (Portio) mit dem Gebärmutterhals

(Cervix) noch fest und geschlossen sein, wird die Einleitung mit dem Hormon-Gel begonnen. Das Gel wird direkt auf den Muttermund aufgetragen, um den noch geschlossenen Muttermund zu »reifen« und zu »soften« und um lokalwirksame Wehen zu produzieren. Anschließend wird mit einer Oxytocininfusion (Wehentropf) die Geburtseinleitung, wenn nötig, fortgeführt. Nicht immer ist diese Methode erfolgreich.

»Wehentropf«

Ist eine Wehenbereitschaft und Geburtsbereitschaft vorhanden (z.B. weicher, bereits leicht geöffneter Muttermund), wird mit Oxytocin (Wehenhormon) in einer Infusionslösung die Geburt eingeleitet.

Beide Methoden werden von Schwangeren als deutlich unangenehmer empfunden als »selbst gemachte« Wehen.

Frauen, die während der Geburt eine Wehenschwäche hatten und einen Wehentropf zur Unterstützung angelegt bekamen, beschreiben diesen Unterschied. Der Schmerz natürlicher Wehen ist leichter auszuhalten, als »fremdproduzierter« Wehenschmerz.

Deshalb ist es gut, eine alternative Möglichkeit zu finden, die Geburt in Gang zu bringen und in Gang zu halten. Eines ist unbestritten: Dieses Unberechenbare (die Geburt) möchte die Schwangere endlich hinter sich bringen und alle sind neugierig auf das Kind. Das Warten auf die Geburt ist für jede werdende Mutter und ihre Familien eine große Geduldsprobe. Schon beim Warten auf die Geburt lehren uns die Kinder Geduld. Diese Lektion gibt es im Verlauf des Lebens mit Kindern noch häufiger.

Betroffen sind mehr Erst- und Drittgebärende. Beim ersten Kind ist man ambivalent bezüglich der Geburt. Beim dritten Kind ist man meist froh, wenn das Kind noch im Bauch ist. Man kann sich nicht so recht vorstellen, wie der Alltag mit drei Kindern zu meistern ist. Eine Ambivalenz, die eher die Zeit nach der Geburt betrifft. Das dritte Kind wird oft das letzte Kind. Das macht das Loslassen, das die Geburt darstellt, nicht einfacher.

Veränderungen im Körper nach der Empfängnis

Von Beginn der Schwangerschaft an vollziehen sich im gesamten mütterlichen Organismus tiefgreifende Veränderungen. Nicht umsonst hieß es früher: »in anderen Umständen« sein.

Eine Frau ist, sobald sie schwanger ist, von Kopf bis Fuß, im Innen und später auch im Außen, definitiv in anderen Umständen. Vielfältige Veränderungen sind die Antwort des Körpers auf die nun erhöhten Leistungsanforderungen.

Äußerlich ist zunächst nichts sichtbar, innerlich dagegen findet eine komplette »Neuorganisation« statt, um sich der Schwangerschaft anzupassen.

Die Frau gibt ihren Körper hin, um für diese befruchtete Eizelle optimale Bedingungen zu schaffen. Es nistet sich ein, differenziert sich, entwickelt sich und wächst.

Um eine Verbindung beider Kreisläufe zu schaffen, eröffnet das Ei bzw. der Trophoblast die mütterlichen Blutgefäße. Daraus entsteht die Plazenta. Sie stellt ein Organ aus kindlichem Gewebe dar und fungiert als versorgende Drüse, die nach der Geburt abgestoßen wird. Die Plazenta ist die »Nahtstelle« zwischen Mutter und Kind. Sie übernimmt nach und nach die Hormonproduktion, die für die Entwicklung des Kindes notwendig ist. Der mütterliche Organismus allein könnte die erforderlichen Mengen an Hormonen, die zur Entwicklung und Erhaltung der Schwangerschaft notwendig sind, nicht bilden. Für das Kind stellt die Plazenta nicht nur eine endokrine (Hormon produzierende und abgebende) Drüse dar, sondern zusätzlich ein Nähr-, Ausscheidungs- und Stoffwechselorgan.

Um diesen bemerkenswerten Vorgang optimal zu durchlaufen, ist eine genaue Abstimmung der Hormonmengen nötig. Sie werden während der Schwangerschaft daher in veränderter Form oder vermehrt produziert.

Der Körper der Schwangeren arbeitet wie ein Hochleistungsofen. Schließlich müssen nun zwei »Individuen« versorgt und erhalten werden.

Allein durch die Hormone kommt es zu verschiedenen körperlichen Veränderungen. Wie stark die Störung der Befindlichkeiten auftritt, richtet sich nach der physischen und/oder psychischen Verfassung der Frau. Zu diesen Befindlichkeitsstörungen zählen im körperlichen Bereich zum Beispiel starke Müdigkeit, Übelkeit mit oder ohne Erbrechen, Brustspannen, Wachsen der Brüste und deren Berührungsempfindlichkeit. Die Sensibilität der Frau ist stark erhöht. Dadurch kommt es zu starker Geruchsempfindlichkeit, Abneigung gegen zu starke Einflüsse von außen, wie Krach, Menschenansammlungen, Verkehr, Gestank, Zigarettenrauch, Medien wie Radio und Fernsehen, Computer … Die Frau schützt so sich und das ungeborene Kind instinktiv vor Störungen. Als nichtschwangere Frau hätte man diese Einflüsse vermutlich gar nicht wahrgenommen.

Stoffwechselveränderungen

Die Umstellung erfolgt hauptsächlich durch die Produktion von plazentaren (die Plazenta) und fetoplazentaren (Kind-Plazenta) Hormonen. Sie signalisieren dem Körper, dass eine Schwangerschaft vorliegt, um die nötigen Anpassungen einzuleiten.

Kohlenhydrate

Das Ungeborene ist auf eine kontinuierliche Zufuhr von Glucose (Zuckerbausteine) und Aminosäuren (Eiweißbausteine) angewiesen. Deshalb muss die Schwangere beständig diese Stoffe durch die Plazenta an das Kind abgeben, unabhängig davon, wie sie sich selbst ernährt. Der Körper prüft dabei nicht, ob ausreichend Nährstoffe im mütterlichen Organismus enthalten sind. Selbst im Hungerzustand erhält das Kind die zu seiner Entwicklung nötigen Stoffe.

Schwangere sind schneller hungrig. So sorgt ihr Körper für das Kind und sich selbst. Dies kann dazu führen, dass das Gewicht zunächst rasant ansteigt. Später reguliert es sich meist wieder. Es gibt Maßtabellen, die jedoch nicht allzu genau genommen werden sollten. Vielmehr ist es wichtig, die Gewichtszunahme im Zusammenhang der Gegebenheiten zu sehen. Die Praxis zeigt, dass Frauen mit geringem Ausgangsgewicht deutlich mehr zunehmen, als Frauen mit hohem Ausgangsgewicht. Meist reguliert sich das Essverhalten einer Schwangeren. Da Essstörungen in jedweder Form bei vielen Frauen vorkommen, kann die Schwangerschaft eine große Chance darstellen, auf die tatsächlichen Bedürfnisse des Körpers zu hören und dem zu folgen.

Nach den gängigen Tabellen darf eine Schwangere während der gesamten Schwangerschaft 10–12 Kilogramm zunehmen, also ca. 1 Kilogramm pro Monat. Ebenso wie die Kinder nicht genau zum errechneten Termin zur Welt kommen, erfüllen die wenigsten Frauen die Norm dieser Tabelle.

Die Gewichtszunahme setzt sich aus folgenden Werten zusammen:

Kind ca. 3000–3500 Gramm, Fruchtwasser ca. 1000 Gramm, Gebärmutter ca. 1000–1500 Gramm, Plazenta ca. 600 Gramm (ca. 1/6 des kindlichen Gewichts), Brüste können bis zu 500 Gramm schwerer werden, zusammen 6600–7500 Gramm.

Frauen, die bezüglich der Gewichtszunahme außerhalb der Norm liegen, wird häufig zu Diät geraten und »sich zusammenzureißen«. Besser wäre jedoch, sich Gedanken zu machen, was die Ursache der gesteigerten Gewichtszunahme ist. Dabei sollte auch die körperliche und psychische Belastung der Frau genau betrachtet werden.

Es ist wichtig, zu Beginn, und auch während der gesamten Schwangerschaft, die Ernährung zu besprechen und nötigenfalls zu verändern.

Während der Übelkeit der ersten Monate kann es nötig sein, dass die Schwangere ihre Nahrung in vielen kleinen Portionen zu sich nimmt, um den Magen zu beruhigen. Bei morgendlicher Übelkeit kann es hilfreich sein, direkt nach dem Aufwachen im Bett etwas zu sich zu nehmen, um sich in die Lage zu versetzen, aufzustehen.

Andere Frauen wiederum können durch Übelkeit und Erbrechen nur ganz ausgewählte Speisen, Flüssigkeiten oder nichts bei sich behalten und nehmen stärker ab. Es kann so weit gehen, dass sie nicht mehr in der Lage sind, zu arbeiten, den Haushalt zu führen oder die Kinder zu versorgen.

In ausgeprägten Fällen des Schwangerenerbrechens kann es zur Austrocknung kommen. In diesen Fällen werden Infusionen gegeben, unter Umständen sogar eine stationäre Aufnahme veranlasst. (Mehr dazu unter »Übelkeit [bis 14. SSW]« S. 156) Wichtig ist hierbei eine gute Versorgung und Unterstützung durch Familie und Freunde. In Einzelfällen kann auch eine Haushaltshilfe beantragt werden. Zusätzlich zur ärztlichen Betreuung hat eine Frau ab Beginn der Schwangerschaft Anrecht auf die Hilfe und Betreuung einer Hebamme.

Fettstoffwechsel

Durch die stetige Glukoseabgabe an das Ungeborene werden der Fettstoffwechsel gesteigert und die Fettspeicher im Körper der Frau aktiviert. Die Konzentration der Gesamtfette steigt um etwa 40% und bleibt bis in die Stillzeit (6 Wochen nach der Geburt) erhöht. Die Milchproduktion braucht sehr viel Energie. Das Fett, das auch nach der Geburt vorhanden ist, wird hierfür als Energiespeicher verwendet. Sie sollten also nicht mit Hilfe von Diäten direkt nach der Geburt das Idealgewicht anstreben, da Sie Ihre Fettreserven durch das Stillen des Babys ebenso angehen. Das Polster dient obendrein auch als Schutz Ihrer Nerven, um die unterbrochenen Nächte, Schrei- und Unruhephasen durchzustehen. Die Praxis zeigt, dass junge Mütter, die zu schnell und zu viel abnehmen, diesen Anforderungen rein körperlich nicht ausreichend gewachsen sind.

Während der Säuglingszeit kommt die Mutter unregelmäßig und oft sehr spät zum Essen. Jede Mutter kennt es: Das Essen steht heiß auf dem Tisch und exakt in diesem Moment schreit das Neugeborene. Gegessen wird dann später.

An Po und Hüften sitzen vorwiegend die Depots für das Stillen. Anders als bei den Männern ist das Gewebe wabenförmig angelegt. In diesen Waben wird Fett gespeichert. Das Wissen darum, dass diese Verteilung als normal betrachtet werden kann, entlastet die Frauen und sie verstehen, dass sie sich weder falsch ernähren noch zu willensschwach sind.

Natürlich ist ein deutliches Übergewicht nicht gesund. Es geht aber darum, den Körper in seinem individuellen Stoffwechsel zu unterstützen. Das erfordert ein genaues Hinschauen. Heißhunger signalisiert fehlende Stoffe. Fehlt zum Beispiel Nr. 7 Magnesium phosphoricum, melden sich nahezu unstillbare Gelüste nach Schokolade, fehlt es an Nr. 8 Natrium chloratum, reagiert der Körper mit Gelüsten nach Gesalzenem und Geräuchertem. Die jeweiligen Gelüste bei einem vorliegenden Mangel finden Sie im Abschnitt Verlangen/ Heißhunger S. 162.

Eiweißstoffwechsel

Im Blut der Schwangeren sinken die Gesamteiweiße (Proteine, Aminosäuren). Da eine Frau normalerweise über ausreichende Reserven verfügt und sich die Blutmenge erhöht, gibt es keinen Grund zur Sorge. Es geschieht zu Gunsten des Ungeborenen.

Veränderungen im Mineralhaushalt

Insgesamt erhöht sich der Bedarf an Mineralien deutlich. In der Beschreibung der Schüßlersalze (ab S. 51) wird ausführlich über dieses Thema berichtet.

Veränderungen im Herz-Kreislaufsystem

Das Herzminutenvolumen erhöht sich um rund 25–50%. Darunter versteht man, die Menge Blut, die das Herz innerhalb einer Minute in den Körper pumpt. Damit die kreisende Blutmenge schneller durch den Körper fließt, erhöht sich ebenso die Herzfrequenz. Sie steigt üblicherweise um ca. 10 Schläge pro Minute. Die Normalfrequenz des Pulses einer Schwangeren liegt bei 80 Schlägen pro Minute. Da der mütterliche und der kindliche Körper mit Blut versorgt werden müssen, steigt das Blutvolumen. Ferner gibt es auch Veränderungen in der Blutzusammensetzung. Es wird ein Anstieg der weißen Blutkörperchen deutlich und eine Veränderung der Blutgerinnung.

Der Blutdruck wird den neuen Gegebenheiten angepasst. Die Venen werden nachgiebiger. Der Fachmann spricht von der Abnahme des peripheren (außen verlaufenden) Gefäßwiderstandes.

Bei familiärer Veranlagung kann das zu Krampfadern und Hämorrhoiden führen. Da das Blut in der Peripherie nicht mehr so stark fließt, besteht bei der Neigung zu Krampfadern die Gefahr einer Thrombose (Verstopfung durch ein Blutgerinnsel).

Da das Blut schneller fließt und größeren Anforderungen ausgesetzt ist, wird der darin angelagerte Sauerstoff schneller verbraucht. Der Körper reagiert mit der Erhöhung des Atemvolumens pro Minute, d. h., die Menge Luft, die während einer Minute verbraucht wird, nimmt um bis zu 60% zu. Die Zahl der Atemzüge hingegen steigt nur um 10%. Die schwangere Frau ist in der Lage pro Atemzug tiefer zu atmen. Vor allem atmet sie mehr ein als aus und ermöglicht so dem Ungeborenen, seinen verbrauchten Sauerstoff in Form von Kohlendioxyd (CO_2) leichter über die Plazenta abzugeben. Der Sauerstoffgehalt (O_2) im Blut nimmt mit der Zunahme des Gesamtstoffwechsels um 20–30% zu.

Viele Frauen berichten über eine, die gesamte Schwangerschaft anhaltende, Kurzatmigkeit. Schon nach kleinsten Anstrengungen schnappen sie nach Luft. Nach einer Zeit der Umstellung haben sich die Betroffenen daran gewöhnt.

Wasser- und Elektrolythaushalt

Zwischen Mutter und Kind kommt es intensiv und kontinuierlich zum Wasser und Elektrolytaustausch. Die Schwangere muss vermehrt Wasser »bereitstellen«. Der gesamte Wasserhaushalt einschließlich Kind, Plazenta und Fruchtwasser steigt um ungefähr 7,5 Liter an. Bei einer Nicht-Schwangeren sind es ca. 1,7 Liter. Auch die erhöhte Menge an Wasser verteilt sich gleichmäßig. Vor allem nach langem Stehen oder Sitzen kann es gelegentlich zu Wasseransammlungen (Ödeme) an den Fußknöcheln kommen. Das gehört zu den eher normalen Erscheinungen, besonders gegen Ende der Schwangerschaft. Bei einer Wasseransammlung in den oberen Körperregionen sprechen wir von einer generalisierten Ödembildung. Vor allem im Zusammenhang mit erhöhtem Blutdruck und einer Eiweißausscheidung im Urin ist zusätzlich die Hebamme zu kontaktieren. Es kann sich um eine Präeklampsie (früher EPH-Gestose genannt) handeln, im Volksmund auch als »Schwangerschaftsvergiftung« bekannt.

Hierbei kann die Ernährung und die Mineralsalztherapie eine große Unterstützung sein. Auch Frauen, die veranlagungsbedingt zu stärkeren Ödemen neigen, kann damit gut geholfen werden. (Siehe Kapitel »Ödeme« Seite 148.)

Nierenfunktion und Harntrakt

Nierenbecken und Harnleiter erweitern sich. Durch diese Veränderung kann es zu Urinrückstau kommen. Frauen, die zu Blasenentzündungen neigen, leiden vermehrt daran, da die Weiterstellung der ableitenden Harnorgane das Aufsteigen von Keimen begünstigt. Es kommt zur vermehrten Urin- und Natrium(Salz)-Ausscheidung.

Gebärmutter und Blase teilen sich den Platz. Auch die Platzverhältnisse im kleinen Becken (unterer Bereich des Beckens) können die Blase beeinträchtigen. Beginnt die Gebärmutter zu wachsen, macht sich das schon früh durch Druck auf die Blase bemerkbar.

Magen-Darm-Bereich

Der Magen wird im Verlauf der Schwangerschaft von seinem Platz verdrängt.

Die Ausscheidung von Magensaft ist in den ersten zwei Dritteln der Schwangerschaft vermindert. Das oft beklagte Sodbrennen hat meist nichts mit der erhöhten Produktion von Magensäure zu tun, sondern eher mit der Weitstellung der Magenöffnung in Richtung Speiseröhre. Diese Weitstellung von »Öffnungen« und »Leitungen«, z. B. Harnleiter, Venen, Magen usw., erfolgt durch das Schwangerschaftshormon Progesteron. Dieses Hormon führt auch zu einer Art »Entspannung« der Organe, zum Beispiel Magen, Gallenblase, Gefäße und Darm. Bei vielen Schwangeren, die schon vor der Schwangerschaft dazu neigten, kommt es daher auch zu einer Darmträgheit.

Haut

Die Veränderungen an der Haut sind besonders deutlich. Frauen, die normalerweise zu Pickeln oder Schuppenflechte (Psoriasis) neigen, erfahren manchmal Heilung oder zumindest eine Milderung durch die Schwangerschaftshormone. Die Haut wird klar und glatt. Andere hingegen haben sich mit Hautunreinheiten auseinander zu setzen.

Bei fast allen Frauen verändert sich die Pigmentierung. Die Brustwarzen werden dunkler, die Mittellinie am Bauch, die eigentlich weiß ist (Linea alba) wird dunkel und heißt dann Linea fusca. Diese Dunkelpigmentierung ist auch im Bereich der Vulva und am After sichtbar und je nach Hauttyp ausgeprägt. In fortgeschrittener Schwangerschaft kann es auch zu Pigmentierungen im Gesicht kommen. Diese werden dann Chloasma uterinum genannt.

Meist im letzten Drittel der Schwangerschaft sind ungefähr die Hälfte aller Schwangeren von den ungeliebten Striae (Schwangerschaftsstreifen) betroffen. Es sind oberflächlich senkrecht verlaufende rötliche Dehnungsstreifen in der Haut des Bauches, der Hüften und in seltenen Fällen auch der Brüste. Leider verschwinden diese nach der Geburt nicht, sondern verbleiben als silbrigweiß schimmernde Streifen. Sie sind ein Kennzeichen der erstaunlichen Hautdehnung. Meist gibt es familiäre Häufungen als Zeichen der Bindegewebsschwäche. Hier ist der Mangel an Nr. 11 Silicea vererbt. Bei einer schwangerschaftsbegleitenden Einnahme von Nr. 11 Silicea und der Pflege gefährdeter Hautpartien mit Nr. 11-Silicea-Salbe kann dem wirksam vorgebeugt werden (siehe Anwendungen S. 78). Auch die Ernährung spielt hier eine große Rolle.

Einige Frauen leiden unter einem Juckreiz, der sich über den ganzen Körper erstrecken kann. Am häufigsten tritt der Juckreiz der Bauchhaut in der fortgeschrittenen Schwangerschaft auf. Hierfür gibt es zwei Ursachen. Zum einen ist die Bauchhaut einer starken Dehnung ausgesetzt, zum anderen sind Leber und Galle besonders beansprucht.

Wenn Stress, Ungeduld, Ärger und Zorn vorliegen, sind Leber und Galle meist im »Stau«. Man möchte am liebsten »aus der Haut fahren«. Die Ausscheidung des Stress- und Angsthormons Adrenalin durch das Kind wird als zusätzliche Ursache diskutiert.

Mundbereich

Am Anfang der Schwangerschaft kann mit der Übelkeit auch vermehrter Speichelfluss auftreten.

Bei manchen Frauen kommt es zu entzündetem Zahnfleisch und verstärktem Zahnfleischbluten, da die Gefäße in der Lederhaut der Zahnfleischzwischenräume quasi »wuchern«. In diesem Zusammenhang tritt auch oft eine Entzündung des Zahnfleisches auf.

Geschlechtsorgane

Nicht nur die Gebärmutter verändert sich, sondern alle Geschlechtsorgane einschließlich des Stütz- und Halteapparates durchlaufen eine Veränderung.

Die Gebärmutter ist natürlich das wichtigste Organ. Aber da es zu Begleiterscheinungen, wie leichten Blutungen, Krämpfen oder ziehenden Schmerzen in den Leisten, kommen kann, ist es gut zu wissen, dass dies ganz einfache natürliche Gründe haben kann.

Wie schon erwähnt, werden viele Organe stärker durchblutet, alles wird etwas größer, um mit der Schwangerschaft zurechtzukommen und um sich auf die Geburt des Kindes vorzubereiten.

An der lividen (lila gefärbten) Hautverfärbung am Scheideneingang, in der Scheidenschleimhaut und am Muttermund lässt sich die Schwangerschaft erkennen. Ebenfalls an der Verdickung des Gewebes. In Zeiten, als es noch keine Schwangerschaftstests, Ultraschall- und Blutuntersuchungen gab, lasen Heilkundige dies als die Anzeichen einer Schwangerschaft.

In der Zeit der Schwangerschaft verändert sich die Scheide, um die für die Geburt optimalen Bedingungen zu bieten. Sie wird größer, länger, vor allem aber elastischer. Ähnliche »Umbauvorgänge« geschehen auch im Bereich des Dammes (Zone zwischen Scheideneingang und After) und des Beckenbodens. Die Sekretion der Scheidenflüssigkeit nimmt zu, was von den meisten Frauen als lästig empfunden wird. Da sich der Slip dauernd feucht anfühlt, werden Slipeinlagen verwendet. Ab dem 3 Monat schwitzen die meisten Schwangeren vermehrt. Bei Frauen, die vor der Schwangerschaft schon unter Pilzerkrankungen litten, ist die Kombination von Feuchte und Wärme besonders unangenehm, da sie zu Hautreizungen, Hautpilzerkrankungen und Entzündungen führen kann. Deutliches Symptom für eine ausgeprägte Scheidenpilzinfektion wäre vor allem ein starker Juckreiz. Das Immunsystem ist während der Schwangerschaft, in Bezug auf Pilzanfälligkeit, herabgesetzt. Sowohl für die Vorbeugung als auch zur Behandlung gibt es zum Beispiel mit Schüßlersalzen naturheilkundliche Alternativen. Besonders wichtig ist das Säure-Basen-Milieu der Scheide. Ist es ausgewogen, hat ein Pilz keine Lebensgrundlage. Der frühere

Einsatz von Antimykotika (Antipilzmittel) scheint die Anfälligkeit besonders zu erhöhen. Es gibt keinen Grund zur Besorgnis, solange der Scheidenausfluss weder juckt, brennt oder schlecht riecht. Meist wird im Verlauf der Schwangerschaft bei der ärztlichen Vorsorge routinemäßig ein Abstrich gemacht.

> Ein feucht-warmes Klima ist der ideale Nährboden für Pilze!

Daher vermehren sich Pilze auch am liebsten in Thermal- und warmen Hallenbädern. Um nicht auf das Schwimmen verzichten zu müssen, sollte vorgebeugt und geschützt werden, denn Schwimmen ist eine der idealen Sportmöglichkeiten für Schwangere.

Scheidenausfluss kann wässrig wie Fruchtwasser sein. Dies kann man ganz problemlos untersuchen. Fruchtwasser ist am Geruch erkennbar. Im Gegensatz zu Urin riecht es aromatisch. Flüssiges Scheidensekret hat meist keinen Geruch. Hebammen verlassen sich vor allem auf ihre Sinnesorgane. Dazu gehört auch Riechen an einer Slipeinlage, wenn es darum geht, herauszufinden, ob es sich um Fruchtwasser handelt.

Die Gebärmutter ist natürlich das wichtigste Organ. Sie ist die Wiege des Kindes. Medizinisch wird sie »der Fruchthalter« genannt. Die Gebärmutter (Uterus) ist ein hühnereigroßes, birnenförmiges, dickwandiges Hohlorgan. Sie liegt anteflektiert (nach vorn gebeugt) im kleinen Becken, hinter der Symphyse (Schambeinfuge). Der Uterus wiegt im Normalfall 50–60 Gramm und am Ende der Schwangerschaft ca. 1000 Gramm. Im Normalfall ist sie von der Bauchdecke her nicht zu ertasten. Hat eine Empfängnis stattgefunden, beginnt sie langsam zu wachsen. Ihre Muskelstränge zeigen spiralförmige Scherengittermuster. Dadurch wird das starke Wachstum erst ermöglicht. Diese Muskeln halten nicht nur das Kind und passen sich der zunehmenden Größe an. Zusätzlich »trainiert« der Uterus auch für die Geburt. Er ist dem Kind in Form von Wehen auf dem Weg in die Welt behilflich. Erst ab der 12. SSW (Schwangerschaftswoche) wächst der Uterus hinter der Symphyse hervor, ihre »Körperkante« (Fundus) kann dann über dem Schambeinbogen getastet werden. Durch diese Veränderungen der Gebärmutter kann es zu einem ziehenden Schmerz in den Leisten kommen.

Das Größenwachstum der Ungeborenen ist bis zur 20. SSW in etwa gleich, erst danach gibt es individuelle Abweichungen.

Es gibt festgelegte Höhenstände der Gebärmutter. Symphyse, Nabel und Rippenbogen dienen als Anhaltspunkte. Der Abstand wird in Querfingern angegeben. Auf Grund des Gebärmutterwachstums kann festgestellt werden, ob die rechnerische SSW mit der tastbaren Größe der Gebärmutter und des Kindes übereinstimmt. Folgende Höhen dienen als Normwert:

20. SSW (5. Monat) »steht« der Fundus 2–3 Querfinger unterhalb des Nabels,

24. SSW (6. Monat) ist der Fundus genau in Nabelhöhe tastbar,

28. SSW (8. Monat) steht er 2–3 Querfinger oberhalb des Nabels,

36. SSW hat die Gebärmutter unter dem Rippenbogen den höchsten Stand erreicht. Danach senkt sie sich wieder und steht dann am Ende der Schwangerschaft 2–3 Querfinger unterhalb des Rippenbogens, ähnlich wie am Ende des 8. Schwangerschaftsmonats.

Stützgewebe

Im Zuge der körperlichen Anpassung lockern sich durch hormonelle Einflüsse auch die Knochen des Beckens. Ebenso hypertrophieren (vergrößern) die großen Mutterbänder (Ligamentum teres), die die Gebärmutter halten. Sie dehnen sich durch das Wachstum des Uterus und quellen bis zur Dicke eines Bleistiftes. Der damit häufig einhergehende Dehnungsschmerz ist normal.

Je größer der Bauch wird, desto mehr muss der Rücken arbeiten. Daher verändert sich auch die Statik der Wirbelsäule. Viele Frauen neigen dann dazu, ins Hohlkreuz zu gehen, es entsteht der typische »Schwangerengang«.

Auch die Ileosakralgelenke (Gelenke zwischen Wirbelsäule und Becken) erfahren eine Lockerung. Um den Halt weiter zu gewährleisten, müssen die Rückenstreckermuskeln deutlich mehr arbeiten als außerhalb der Schwangerschaft. Daher kommt es zu den oft beschriebenen Rückenschmerzen. Eine angepasste Körperhaltung, Atmung, Bewegung, Entspannung und Schonung der schwangeren Frau verspricht deutliche Linderung.

Berufstätige Frauen sollten darauf achten, dass sie weder die ganze Zeit stehen noch sitzen, sondern dass ein Ausgleich zwischen Sitzen, Laufen und Stehen stattfindet. Dies ist auch im Mutterschutzgesetz verankert. Der Arbeitgeber ist verpflichtet, dafür zu sorgen, dass die Schwangere diese Möglichkeit hat. Allerdings liegt es an ihr, diese auch zu nutzen.

Psychische Veränderungen

Wie bereits erwähnt, trifft der Begriff, »in anderen Umständen« zu sein, in seiner vollen Bedeutung zu. Die Palette der psychischen Veränderungen scheint endlos. Gerade Erstgebärende sind von den Veränderungen und Stimmungsschwankungen besonders betroffen. Mehrfach Gebärende sind durch ihre Erfahrungen bereits vorbereitet. Außerdem sind sie schon Mutter und können sich nicht mehr so auf das »Schwangersein« konzentrieren. Die Erstgeborenen fordern ihre Fürsorge, Aufmerksamkeit und Zeit.

Jede Schwangerschaft, egal ob die erste oder weitere, ist für eine Frau eine neue Herausforderung, nicht nur physisch (körperlich), sondern auch psychisch.

Die Stimmungsschwankungen werden, ähnlich wie in der Pubertät, durch hormonelle Neu- bzw. Umregulierungen verursacht.

Bedenkt man, wie körperlich anstrengend die Umstellung des Körpers auf die Schwangerschaft ist, ist der Wechsel von Aktivität, Freude und Antriebslosigkeit, plötzlicher Traurigkeit und Angst mit Zurückgezogenheit, vor allem in den ersten drei Monaten, besser zu verstehen.

Diese Phase legt sich mit der Wahrnehmung der Kindsbewegungen ca. ab der 20. SSW. Dann wird das Kind real. Die Schwangeren haben es auf dem Ultraschallbild gesehen, die Herztöne gehört, jedoch bedeutet das Fühlen des Kindes das Ende der Unsicherheit. Sobald eine Frau ihr Kind zum ersten Mal spürt und dann immer häufiger und deutlicher, kommt eine Sicherheit und Zufriedenheit über sie, die durch keine Ultraschalluntersuchung ersetzt werden kann.

In dieser Zeit verschwinden normalerweise dann auch Übel- und Müdigkeit. Es ist eine Zeit, in der eine Frau in ihrer ganzen Kraft erblühen kann. Der Bauch beginnt, richtig zu wachsen und sichtbar zu werden. Die Frauen werden darauf angesprochen, bekommen deutlich mehr Hilfe, Unterstützung, Aufmerksamkeit und Mitgefühl.

In der Zeit vor der Geburt setzt eine Art »Nestbautrieb« ein. Es wird umgeräumt, geputzt. Alles richtet sich auf die Geburt ein und die Vorbereitungen gehen in den Endspurt. Die Nächte sind mehr und mehr durch häufigen Harn- oder Gedankenandrang unterbrochen. Körper und Psyche bereiten sich so auf die Geburt und die Zeit danach vor. Auch wenn das Ereignis der Geburt häufig mit Unruhe besetzt ist, wird die Schwangerschaft in ihrem Verlauf so unbequem, dass jede Frau bereit ist, endlich in die Geburt zu gehen, sich vom Kind zu lösen und es herauszulassen.

Schüßlersalze

Schüßlers biochemische Mineralien sind die Grundlage einer einwandfreien Funktion des Körpers. Der Bedarf wird durch die Ernährung und die Lebensweise beeinflusst.

Warum erhöht sich der Mineralstoffbedarf?

Jede Mutter kann ihrem Kind in der Schwangerschaft nur so viel Mineralien als Grundstock für seine eigene Entwicklung mitgeben, wie sie selbst zum Zeitpunkt der Schwangerschaft in sich trägt. Der Mineralanteil vermindert sich von Kind zu Kind, es sei denn, er wird durch angepasste Lebensweise und entsprechende Ernährung wieder deutlich angefüllt. Leider ist das heutzutage ohne das Zuführen von Biomineralien nicht möglich. Das Resultat ist eine massive Zunahme von angeborener Neurodermitis, Asthma und anderen Erkrankungen, die auf einen Mangel an Mineralien hinweisen.

Wie genau kommt es dazu?

Versetzen Sie sich gedanklich zurück in die Zeit, in der Dr. Schüßler lebte und arbeitete. Nehmen wir einmal die Zeit um 1850. In dieser Zeit gab es kein Auto, keinen Strom – und entsprechend weder Telefon noch Fernseher, Radio, Kühlschrank oder Elektroherd. Kurz, es gab keinen Elektrosmog. Zitrusfrüchte gab es nur für die Menschen, die in den Anbauregionen lebten, oder für die reiche Gesellschaft bei Hofe, die allerdings auch all die Leiden, die wir heute als Zivilisationskrankheiten bezeichnen, kannten. Ebenso waren Genussgifte wie Kaffee, Tee, Schokolade oder Alkohol bestenfalls an hohen Festtagen und nur in kleinen Mengen verfügbar. Dünger gab es nur auf natürlicher Basis. Die Ernte erfolgte, wenn das Obst und Gemüse reif war. Ohne große Umwege kam es auf den Markt und wurde täglich frisch zubereitet. Gegessen wurde, was die Region und die Natur, der Jahreszeit entsprechend, lieferten. Über den Winter gab es natürliche Fastenzeiten, da sich die Vorratskammern leerten. Man war auf erste Kräuter und frostfeste Gemüse und Früchte, z. B. Brennnessel, Löwenzahn, Schlehenfrüchte oder Grünkohl angewiesen, um den Mineralstoff- und Vitaminverlust wieder auszugleichen. Außerdem bewegten sich die Menschen bei der Arbeit erheblich mehr als heute. Die Mineralstoffversorgung war in unseren Breiten so gut, dass Dr. Schüßler in seinen alten Schriften in chronischen Fällen eine Einnahme von 2 bis 4 Pastillen täglich zum Ausgleich des Mineralstoffbedarfs für ausreichend hielt und damit auch erfolgreich war.

Machen wir einen Zeitsprung. Wie sah es denn in den goldenen 20ern aus? Es gab Strom; Autos und Genussgifte standen bereits einer viel breiteren Bevölkerungsschicht zur Verfügung. In den Fabriken und auf den Feldern wurde noch immer hart gearbeitet, jedoch gestaltete sich das Leben mit den ersten Haushalts- und Landwirtschaftsgeräten bereits etwas bequemer. Erste Kunstdünger wurden entwickelt und wenig später eingesetzt. Da es in den meisten Haushalten nun bereits Strom gab, wuchs schleichend die Belastung durch Elektrosmog – von dem man damals noch nichts ahnte, geschweige denn das Wort kannte. Und Elektrosmog ist nur eine Errungenschaft der modernen Welt, die den Bedarf an Mineralien ansteigen lässt.

Wieder ein Zeitsprung – die wilden 60er. Nach den Wirtschaftswunderjahren der 50er hatten bereits etliche Haushalte

Kühlschränke und Waschmaschinen. Der Fernseher hielt Einzug in die Wohnzimmer. Auch Autos wurden in vielen Familien angeschafft. Frauen begannen, ihren Teil zum Haushaltsgeld dazuzuverdienen. Die Emanzipation war auf dem Vormarsch. Frauen waren längst mit ihrer Rolle hinterm Herd nicht mehr zufrieden. Immer mehr Haushaltsgeräte erleichterten ihnen die Arbeit. So wurde Zeit für neue Projekte frei, was allerdings gleichzeitig bedeutete, dass industriell verarbeitete Nahrung in die Haushalte kam. Das machte die Nahrungszubereitung einfacher. Und damit begann auch der drastisch zunehmende Mineralstoffmangel. Industriell verarbeitete Nahrung ist im Allgemeinen von einer niedrigeren Qualität als Lebensmittel, die auf dem Markt verkauft werden. Der Einsatz von Maschinen bei der Verarbeitung mindert in der Regel die Qualität. Die Nahrung wird mit unterschiedlichen Konservierungsverfahren haltbar gemacht und damit auch der letzte Keim (der vielleicht vom Organismus gebraucht würde) abgetötet. Das heißt, industriell verarbeitete Nahrung – seien es Konserven oder Tiefkühlkost – ist keine lebende Nahrung, also kein Lebensmittel, denn Leben ist darin nicht mehr enthalten.

Unsere Zeitreise geht ihrem Ende entgegen. Kommen wir zurück in die Jetztzeit, Beginn des 21. Jahrhunderts. Wovon ernährt sich der weit überwiegende Teil der Bevölkerung in Industriestaaten? Im Allgemeinen von industriell aufbereiteter Nahrung. Wer macht sich die Mühe oder nimmt sich die Zeit und kocht täglich mit frischen Lebensmitteln, die beim (Bio-) Bauern gekauft wurden?

Parallel zu dieser Entwicklung nehmen wir uns immer weniger Zeit für Bewegung. Damit laden wir Schlacken geradezu ein, sich an Po, Hüfte oder Bauch abzulagern. Das Ergebnis dieser Entwicklung: Ein Drittel aller Kinder und ein Viertel aller Erwachsenen sind übergewichtig, gleichzeitig jedoch in Bezug auf den Mineralstoffgehalt unterversorgt. Denn das, was sie zu sich nehmen, macht sie zwar zunächst satt, aber es nährt sie nicht. Es füllt nur den Magen. Nährstoffe wie Mineralien und Spurenelemente sind in so genanntem Fastfood durch die intensive industrielle Verarbeitung nicht enthalten.

Doch die Ernährung spielt eine außerordentlich wichtige Rolle bei der Gesunderhaltung. Naturbelassene Lebensmittel und eine Umstellung der Ernährung auf die individuell passenden Nahrungsmittel stabilisieren den Mineralhaushalt dauerhaft. Bevor jedoch die Mineralstoffe wieder vollständig aus der Nahrung aufgenommen werden können, müssen die Depots intensiv aufgefüllt werden. Hier finden die Schüßlersalze ihren Einsatz. Bei der heutigen Ernährungssituation sind die Biomineralien im Bereich der intrazellulären Versorgung ein Muss. Zusätzlich verbrauchen Mutter und Kind in der Schwangerschaft eine Vielzahl an Mineralstoffen, um einen reibungslosen Verlauf zu gewährleisten. Bei drastischen, klinisch festgestellten Mineralverschiebungen handelt es sich immer um die extrazelluläre Situation, die zusätzlich mit Nahrungsergänzungen aus Reformhaus, Drogerie oder Apotheke abgedeckt werden sollte.

Wird in der Zeit zwischen den Schwangerschaften der Mineralverbrauch nicht wieder ausgeglichen, wird das Kind der nächsten Schwangerschaft mit deutlich weniger Mineralstoffen versorgt als noch das erste.

Dr. Schüßlers Lebenssalze – Grundlagen der Biochemie

Dr. Wilhelm Schüßler lebte 1821 bis 1897 in Oldenburg. Erst spät schloss er mit Hilfe seines Bruders sein Medizinstudium mit dem Doktortitel ab. Er fühlte sich immer zur Forschung hingezogen. Inspiriert durch die Lehren Hahnemanns interessierte er sich für Homöopathie. 1873 veröffentlichte er mehrere kritische Arbeiten über die Homöopathie. Er warf in einem von ihm verfassten Artikel in der »Homöopathischen Zeitung« die

Frage auf, ob »sämtliche überhaupt heilbaren Krankheiten mit denjenigen anorganischen Substanzen zu heilen wären, die die natürlichen Funktionsmittel unseres Organismus bilden«.

Dr. Schüßler untersuchte im Krankenhaus die Asche verstorbener, eingeäscherter Patienten. Dabei stellte er fest, dass alle organischen Anteile des Körpers rückstandslos verbrennen. Die zurückbleibenden anorganischen Anteile bilden die Asche, die sich letztendlich immer nur aus den zwölf »Lebenssalzen« zusammensetzt. Im Verlauf seiner Versuche gelangte er zu der Überzeugung, dass der Säftefluss zwischen Körpergewebe und -zellen gehemmt wird, wenn eines oder mehrere dieser anorganischen Nährsalze fehlen. Dadurch werden die Lebensvorgänge gestört und Krankheiten hervorgerufen. Indem man Nährsalze in verriebener Aufbereitung zuführt, die den Organellen in einem bestimmten Krankheitsfall nicht zur Verfügung stehen, werden die Störungen der Zelle (die als Störungen der Molekularbewegung aufgefasst werden) beseitigt. Das biochemische Mittel bewirkt dann, dass das zum normalen Funktionsablauf notwendige Ionengefälle wiederhergestellt wird. Unter Ionengefälle versteht man unterschiedlich hohe Konzentrationen der Lebenssalze innerhalb und außerhalb der Zellen.

Dies ist zugleich die Definition der biochemischen Heilmethode. Die Wissenschaft versteht unter »Biochemie« die Lehre der biologisch-chemischen Vorgänge im lebenden Organismus.

Der Grundsatz der biochemischen Heilmethode lautet:

Ein nach dem Ähnlichkeitsprinzip gewähltes Mittel ist ein homöopathisches. Jedoch ist ein Mittel, welches den Mineralstoffen des Organismus homogen ist und dessen Anwendung sich auf die physiologische Chemie gründet, ein biochemisches.

Fehlen Mineralien, so hat das funktionelle Störungen zur Folge, die durch gezielten Ausgleich der fehlenden Mineralien intrazellulär (in der Zelle) zur Heilung führen. Die Kurzform könnte lauten:

Fehlendes wird in der Zelle aufgefüllt.

Dr. Schüßler behandelte seine Patienten mit den zwölf im Blut befindlichen Nährsalzen in festgesetzten Verreibungen. Da er zunächst auf Basis der Homöopathie arbeitete, verwendete er die dort gebräuchlichen Potenzen D3, D6 und D12. Das Verfahren der Verreibung ist mit einer homöopathischen Aufbereitung vergleichbar.

Die Salze wurden von Dr. Schüßler nicht nummeriert, sondern alphabetisch sortiert. Da er selbst gegen Ende seines Schaffens nicht mit der Nr. 12 Calcium sulfuricum gearbeitet hat, ist dieses Salz erst später wieder als Nr. 12 in die Liste aufgenommen worden. Sollten Sie sich die Biominerale im nichtdeutschsprachigen Raum besorgen wollen, beachten Sie bitte, dass die Nummerierung eine andere ist. So ist die Nr. 12 Calcium sulfuricum im nichtdeutschsprachigen Raum alphabetisch an Stelle der Nr. 3 einsortiert. Ferrum phosphoricum finden Sie in den Naturkostläden oder Apotheken außerhalb Deutschlands mit der Bezeichnung Nr. 4. Achten Sie daher bitte auf die namentliche Bezeichnung.

Um Missverständnissen vorzubeugen: Die Begriffe Lebenssalze, Nährsalze, Schüßlersalze, Biomineralstoffe, biochemische Salze und dergleichen mehr meinen immer ein und dasselbe, nämlich die von Dr. Schüßler als für unsere Gesundheit unentbehrlich erachteten biochemischen Funktionssalze.

Der Mangel in der Zelle ist oft nicht nachweisbar

Der Mangel in der Zelle ist häufig mit der Apparatemedizin nicht nachweisbar. Selbst empfindlichste Laborgeräte sind nicht in der Lage, die exakt zur Verfügung stehende Mineralmenge in der Zelle zu messen. Beispielsweise lässt sich das überwiegend in den Zellen vorhandene Kalium bei Messungen des Kaliumspiegels im Blut nur ungenügend erfassen. Die Messungen sind von vielen leicht beeinflussbaren Faktoren abhängig, wie Temperatur und pH-Wert. Häufig ist bei einem Mangel außerhalb der Zellen kein Mangel innerhalb der Zelle nachzuweisen. Für eine ausgewogene Zellfunktion ist jedoch das Verhältnis der Konzentrationen innerhalb und außerhalb der Zelle ausschlaggebend. Dieses Verhältnis kann labortechnisch jedoch nur indirekt nachgewiesen werden.

Der individuelle (intrazelluläre) Bedarf an Mineralien lässt sich am einfachsten anhand einer Antlitzanalyse bestimmen, wie sie unter anderem in meinem Buch *Gesund durch Schüßlersalze* ausführlich beschrieben ist.

So wirken die Biomineralien

Alle Schüßlersalze finden wir als wichtige anorganische Bestandteile in unserem Organismus, wo sie, je nach Bedarf der verschiedenen Gewebearten, sowohl zusammengeführt als auch wieder abtransportiert werden. Im Blut sind sämtliche anorganischen und organischen Nährstoffe für alle Körperzellen und Gewebe enthalten: Wasser, Zucker, Fett, Eiweißstoffe, Fluor-Calcium, Kieselsäure, Eisen, Kalk, Magnesium, Natrium und Kalium. Letztere sind an Phosphor, Schwefel oder Chlorid gebunden.

In den feinsten Blutgefäßen des Körpers, dem Kapillarsystem, befindet sich gewissermaßen eine Sammelstelle, von der jeder Teil des Körpers – ganz nach Bedarf – das erhält, was er zu seinem Aufbau und Unterhalt benötigt. Hierzu zählen nicht nur die biochemischen Salze, sondern unter anderem auch Vitamine, Spurenelemente und Hormone (Botenstoffe). Von hier beziehen die Zellen die Grundbausteine zur Eiweißsynthese und zum Zellaufbau. Daraus entsteht neues Gewebe, also Muskeln, Sehnen, Knorpel und Knochen.

In den Muskeln finden wir Kalium, Magnesium und Ferrum (Eisen), im Bindegewebe Fluor und Silicea (Kieselsäure), im Knorpel und in den Knochen Fluor, Calcium und Magnesium. In den Nerven und im Gehirn befinden sich Natrium und Magnesium, Calcium und Kalium. Diese Mineralsalze und noch einige andere Spurenelemente dienen als Vermittler der biochemischen Lebensabläufe. Der Sauerstoff, den wir mit der Luft einatmen, ermöglicht die energiespendenden Verbrennungsvorgänge beim Zellstoffwechsel. Daraus gehen in der Hauptsache Wasser, Milch- und Harnsäure, Ammoniak, Harnstoff und Schwefelsäure als Abbauprodukte hervor. Treten Störungen im Konzentrationsgefälle der einzelnen biochemischen Salze ein, sei es durch zu geringe Zufuhr oder durch gestörten Abtransport der verbrauchten Stoffe, besteht eine erhöhte Anfälligkeit für Krankheiten.

Es gibt unterschiedliche Darreichungsformen der Salze für den Körper. Die über die Mundschleimhäute als Pastillen zugeführten potenzierten Mineralien werden auch bei gestörter Darmflora optimal aufgenommen. Durch die hohe Verdünnung sind die biochemischen Mineralien exakt so aufbereitet, dass sie direkt dem Blut zugeführt und an den Ort der geringsten Konzentration im Körper transportiert werden, wo entsprechend der höchste Bedarf besteht. Über Reize im Körper wird nun der Organismus angeregt, aus der Nahrung die für ihn wichtigen Stoffe herauszuholen. Die Salze wirken hier als Katalysatoren, also als Stoffe, die Reaktionen auslösen, aber selbst unverändert daraus hervorgehen.

Dr. Schüßler schreibt dazu: »... dass das Mittel so verdünnt sein muss, dass seine frei gewordenen Moleküle durch das Epithel der Mundhöhle, des Schlundes und der Speiseröhre und durch die Wandungen der Kapillaren in das Blut treten können, um von dort im Organismus überallhin diffundieren zu können. Ein Teil dieser durch die Zellmembran gelangten Moleküle erreicht den Krankheitsherd und bewirkt dort die Deckung des Defizits, welches die Ursache der betreffenden Erkrankung ist. Sie bewirken eine lebhafte Molekularbewegung, in welche gleichartige Stoffe aus der Nachbarschaft treten. Diese Stoffe gelangen in die pathogen veränderten Zellen, und somit kommt Heilung zu Stande. Das biochemische Heilverfahren liefert dem Heilbestreben der Natur die demselben an betreffenden Stellen fehlenden natürlichen Mittel, die anorganischen Salze.«

Im Folgenden werden die biochemischen Funktionsmittel nach Dr. Schüßler jeweils unter sechs Gesichtspunkten vorgestellt:

Äußerliche Kennzeichen
Bei den meisten Mineralstoffen lässt sich ein Mangel an mehreren charakteristischen Zeichen und Positionen im Gesicht erkennen. Diese werden in diesem Abschnitt kurz beschrieben.

Allgemeine Beschreibung des Biominerals
In diesem Abschnitt finden Sie eine kurze Zusammenfassung der wichtigsten Anwendungsgebiete eines jeden Minerals in Bezug auf die körperliche Ebene.

Besondere Anwendung in Schwangerschaft, Wochenbett und für das Kind
In diesem Abschnitt der Beschreibung des Schüßlersalzes finden Sie die Anwendungen, die besonders in der Zeit der Schwangerschaft, Geburt und Stillzeit wichtig sind, sowie Anwendungen für das Neugeborene.

Psychische Zeichen des Mineralbedarfs
Der Bedarf eines Biominerals zeigt sich unter Umständen auch als Gemütsstörung. Verstimmung, Verzagtheit oder Unruhe können ebenso Anzeichen eines Bedarfs sein, wie Fall- oder Albträume. In diesem Abschnitt finden Sie die kurze Beschrei-

bung der psychischen Auswirkungen des jeweiligen Mineralbedarfs.

Seelisch-geistiger Hintergrund

Die Aufnahmebereitschaft des Körpers für Mineralsalze hängt mit den seelischen Kräften zusammen. Durch die innere Übung, gegenwärtige Lebenssituationen zu betrachten, mögliche Konsequenzen für die Zukunft zu bedenken und Erfahrungen der Vergangenheit als Gelerntes mit einfließen zu lassen, wird die Aufnahme der Salze, auch aus der Nahrung, erhöht.

Besonders in der Zeit der Schwangerschaft kommt es immer wieder zu seelischen Schwankungen. Durch diese Schwankungen erhöht sich die Bereitschaft für Störungen auf der körperlichen Ebene. Mit Bereitschaft sind hierbei ein oder mehrere Lebensmuster gemeint, welche die Störung begünstigen. Unter Lebensmustern versteht man zum einen über Generationen hinweg weitergegebene Handlungsweisen, beispielsweise wie in einer Familie mit Problemen umgegangen wird. Werden diese Familienmuster nicht unterbrochen, entstehen so genannte familienbedingte Erkrankungen. Organe zeigen durch ihre Reaktionen Muster der Psyche, die wiederum auf seelische Zusammenhänge hinweisen. So steht etwa die Lunge für den Bereich der Kommunikation, die Nieren werden den zwischenmenschlichen Beziehungen zugeordnet. Die Leber repräsentiert Trauer und Vergebung, die Blase das Thema Loslassen. Viele Autoren haben sich inzwischen zur Sprache der Organe und den zugeordneten Themen geäußert (z. B. Rüdiger Dahlke, Louise L. Hay, H. Tietze etc.).

Entsprechend kann dem Hauptbedarf eines Salzes eine übergeordnete, meist unbewusste innere Haltung zugeordnet werden. So verbirgt sich zum Beispiel hinter dem Mangel an Nr. 1 Calcium fluoratum ein Mangel an Beweglichkeit und Flexibilität gegenüber neuen Gegebenheiten, in der äußeren Welt ebenso wie innerlich.

Weitere Einzelheiten zu diesem Thema finden Sie bei den Beschreibungen der verschiedenen Salze ab Seite 51.

Besonderheiten

Manche Lebens- und Verhaltensweisen verstärken den Bedarf nach bestimmten Mineralien. Soweit bekannt, sind in diesem Abschnitt die mangelverstärkenden Faktoren erwähnt, sowie eindeutige Zeichen wie z. B. Gelüste für den akuten Mineralbedarf.

Grenzen der biochemischen Heilmethode

Die Informationen in diesem Buch dienen dem Wohlbefinden und der Gesunderhaltung für Mutter und Kind. Bei Unwohlsein, wenn Sie sich also weder richtig krank noch richtig gesund fühlen und einen Arztbesuch nicht für erforderlich halten, können die biochemischen Salze ausgezeichnete Helfer sein. Sie können damit Ihre Schwangerschaft, Geburt und dem Kind das erste Lebensjahr erleichtern und Störungen mindern.

An dieser Stelle sei noch einmal ausdrücklich auf die Grenzen der Selbstbehandlung hingewiesen. Wenn Sie unter einer ernsthaften Erkrankung leiden oder unter extremem Beeinträchtigungen, sollten Sie unbedingt ihre Hebamme oder ihren Arzt zu Rate ziehen.

Beschreibung der Biomineralien

Nr. 1 Calcium fluoratum D12

Äußerliche Kennzeichen

Im Gesicht zeigt sich der Mangel an Nr. 1 Calcium fluoratum D12 im Dreieck zwischen Augenwinkel und Augenmitte. Es gibt zwei Varianten. Entweder erkennen Sie Fältchen, deren Linien sich kreuzen (Würfelfältchen), die sich bei ausgeprägtem Bedarf auch am Oberlid zeigen können, oder/und dieses Dreieck ist bläulichrot verfärbt. Die Färbung deutet auf einen momentanen hohen Bedarf hin und ist bei Kindern vor dem Zahnen oder einem Wachstumsschub gut zu erkennen. Eine kurzfristige Gabe von 18 bis 24 Pastillen am Tag lässt die Zeichen bald verschwinden. Würfelfältchen zeigen einen schon länger bestehenden Mangel.

Allgemeine Beschreibung des Biominerals

Nr. 1 Calcium fluoratum D12 ist das Funktionsmittel, das die Balance zwischen schlaff und zu fest hält. Es sorgt dafür, dass sich Gewebe, das sich dehnt, auch wieder zusammenzieht und umgekehrt. Die schützenden Hüllen um Knochen und Haut sowie der Zahnschmelz benötigen für ihre einwandfreie Funktion verhältnismäßig große Mengen an Calcium fluoratum. Wenn im Körper ungefähr 150 g Calcium fluoratum vorhanden sind, ist die störungsfreie Funktion gewährleistet. Der Mangel hat sich meist über Jahrzehnte aufgebaut und bedarf daher einer längeren kontinuierlichen Einnahme, um die Depots wieder aufzufüllen und die Erscheinungen verschwinden zu lassen. Fehlt Calcium fluoratum im Körper, stellen Sie das z. B. an starker Hornhautbildung fest.

Die durchschnittliche Einnahmemenge liegt bei 10 bis 15 Pastillen täglich.

Nr. 1 Calcium fluoratum D12 wirkt in Bindegewebe, Sehnen, Bändern, Gefäßen und Haut und reguliert die Elastizität der Zellmembran. Es lindert Beschwerden und mindert Erscheinungen wie Ohrgeräusche, übermäßige Gelenksmobilität (Schlottergelenke), Arteriosklerose, erhöhter Blutdruck, Arthrose, verhärtete Drüsen, Organsenkungen, Karpaltunnelsyndrom, Sehnenverkürzung, Hämorrhoiden (als Salbe), Karies, durchscheinende Zahnspitzen, Hämatome, Schwielen, Schrunden, übermäßige Hornhautbildung, Veränderungen der Füße (Fersensporn, Überbein, Platt-, Senk- oder Spreizfüße) sowie splitternde oder zu weiche Nägel. Auch chronische Erkrankungen werden in ihrer starren behandlungresistenten Struktur »aufgeweicht« und gebessert. Die Zähne finden wieder Halt in den Kieferknochen. Daher ist Calcium fluoratum auch bei losen Zähnen ein außerordentlich wichtiges Mineral.

Besondere Anwendung in Schwangerschaft, Wochenbett und für das Kind

Nr. 1 Calcium fluoratum D12 ist schon zu Beginn der Gravidität ein wichtiges Mineral. Da es den Aufbau des Binde- und Stützgewebes unterstützt, Knochen und Zähne der Mutter schützt und beim Kind bildet, sollte dieses Biomineral mit täglich 15 Pastillen während der gesamten Schwangerschaft eingenommen werden.

Psychische Zeichen des Mineralbedarfs

Personen mit Zeichen des Calcium-fluoratum-Bedarfs neigen zu Anpassungsschwierigkeiten, mangelnder Flexibilität, Sturheit, Verschlossenheit und Verbissenheit oder zu unbegründeten Ängsten. Sie versuchen, sehr viel auf einmal zu schaffen, sind damit der klassische Workaholic und haben die Tendenz, sich selbst dabei zu vergessen. Der Grund für die übertriebene Aktivität liegt in der Sehnsucht nach Anerkennung. Es fehlt an innerem Halt. Damit dies nicht zu sehr zu erkennen ist, neigt der Betreffende zu einer inneren Starre, die sich bald auch in seiner Körperhaltung zeigt.

Seelisch-geistiger Hintergrund

Calcium fluoratum sorgt dafür, dass die Haut ausreichend fest, aber auch elastisch genug ist, den Einflüssen der Umwelt standzuhalten. Ähnlich ist auch die Wirkung im seelischen Bereich. Personen mit auffälligem Calcium-fluoratum-Bedarf beißen sich durch ihr Leben. Sie beharren auf ihrem Standpunkt, meist aus Sorge um ihre Existenz. Der Körper drückt über die Verhärtung aus, dass etwas festgefahren ist. Verschlossenheit und Verhärtung im Gemüt geben ebenfalls einen Hinweis darauf.

Nr. 1 Calcium fluoratum D12 sorgt für mehr Klarheit und die Fähigkeit, flexibler und weicher zu werden – vor allem sich selbst gegenüber. Durch die Einnahme von Calcium fluoratum werden Sie unterstützt in ihrem Vorhaben, einen Schritt nach dem anderen zu tun und dabei liebevoller im Umgang mit sich selbst zu werden.

Besonderheiten

Elektrosmog, Belastungen durch Wasseradern, Stress und Hektik verstärken den Bedarf an Nr. 1 Calcium fluoratum D12. Hornhautbildung und spröde Haut sind weitere Signale für einen bestehenden Mangel.

Nr. 2 Calcium phosphoricum D6

Äußerliche Kennzeichen

Der Bedarf an Nr. 2 Calcium phosphoricum D6 zeigt sich als wachsweiße Farbe. Besonders auffällig ist es direkt vor dem Ohr. Am Hals erscheint vor dem Kehlkopf ein heller Fleck. Auch die Ohren können sich wachsfarben darstellen. Bei ausgeprägtem Bedarf zeigt sich die Farbe auch von der Nasenwurzel bis unter die Augenbrauen.

Allgemeine Beschreibung des Biominerals

Insgesamt enthält unser Körper etwa 4,5 Kilogramm Calcium phosphoricum. Es ist Hauptbestandteil der Knochensubstanz. Dieses Funktionssalz ist ein weiteres sehr bedeutendes Mineral für den Knochenbau, ferner ein wichtiges Mittel zur Blut-, Eiweiß- und Zellbildung. Zusammen mit Calcium fluoratum D12 ist es das Hauptmittel gegen Osteoporose. Auch die Schilddrüse reagiert auf Calcium phosphoricum D6.

Darüber hinaus stärkt die Nr. 2 die Nerven und wirkt bei lang anhaltender Verkrampfung erleichternd. Aufgrund dieser nervenstärkenden Wirkung kann es bei Schlafstörungen, Wetterempfindlichkeit, nervösen Schweißausbrüchen und Herzbeschwerden, schnellem Pulsschlag, Kribbeln oder Taubheitsgefühl in den Gliedmaßen eingesetzt werden.

Nr. 2 Calcium phosphoricum D6 fördert die Konzentrationsfähigkeit und beschleunigt die Rekonvaleszenz. Es hilft bei Überanstrengungskopfschmerz und rascher Ermüdbarkeit. Der zusätzliche Einsatz der Salbe hat sich bei Skoliose, Muskelschmerzen, Hexenschuss und Ischialgie bewährt. Ist der Bedarf an Calcium phosphoricum sehr hoch, wird kein Eiweiß mehr verarbeitet. Es kommt zur Ausflockung von Eiweiß und zur Einlagerung ins Gewebe.

Auch im Bereich der Allergien kommt dieses Schüßlersalz zum Einsatz. Calcium phosphoricum kann bei Milch- und Eiweißallergien positive Wirkungen entfalten. Sollten Sie an Allergien leiden, ist auf Weizen- und Kuhmilchprodukte zu verzichten, ebenso sollte der Genuss von tierischen Eiweißen auf eine Sorte pro Mahlzeit reduziert werden.

Besondere Anwendung in Schwangerschaft, Wochenbett und für das Kind

Wie schon Nr. 1 Calcium fluoratum ist auch Nr. 2 Calcium phosphoricum D6 ein wichtiger Bestandteil der Knochensubstanz. Zusätzlich zur Nr. 1 Calcium fluoratum D12 sind hiervon 12 Pastillen während der Schwangerschaft einzunehmen, um Mutter und Kind gut zu versorgen.

Nr. 2 Calcium phosphoricum D6 unterstützt ferner die Blutbildung und ist besonders bei Anämie (Blutarmut) hochdosiert zusammen mit Nr. 3 Ferrum phosphoricum D12, Nr. 5 Kalium phosphoricum D6 und Nr. 8 Natrium chloratum D6 (15–18 Pastillen pro Biomineral) einzunehmen. Es erspart das Einnehmen der üblicherweise verordneten Eisenpräparate, die häufig zu Verstopfung führen. Es unterstützt die Gelassenheit und die Entspannung.

Psychische Zeichen des Mineralbedarfs

Trägheit, Antriebslosigkeit, Reizbarkeit und Neigung zu Aggressionen sind psychische Anzeichen für den Bedarf an Nr. 2 Calcium phosphoricum D6.

Seelisch-geistiger Hintergrund

Ebenso wie jede Zelle im Körper seine Funktion hat, hat auch jedes Lebewesen seine Funktion und seinen Platz. Im Mangel an Nr. 2 Calcium phosphoricum D6 zeigt sich die Weigerung, sich dem Fluss des Lebens hinzugeben und zu vertrauen. Menschen, bei denen sich dieser Mangel zeigt, bemühen sich krampfhaft um innere Führung. Das zeigt sich in unterschiedlicher Weise. Man könnte die Betroffenen in zwei Gruppen einteilen. Beide neigen zu Extremen. Eine Gruppe ist sehr irdisch und befasst sich ausschließlich mit Themen, die man anfassen, sehen und begründen kann. Sie sind sehr kritisch und brauchen einen festen Rahmen, in dem sie sich sicher fühlen und der überschaubar ist. Die zweite Gruppe folgt wie ein Fähnchen im Wind jeder Strömung und hinterfragt zunächst kaum etwas. Sie scheint einige Zentimeter über dem Boden zu schweben. Diesen Menschen fehlt es an Erdung. Sie neigen dazu, anderen die Verantwortung für sich zuzuschieben. Beiden Gruppen fehlt eine Brücke in die andere Welt. Diese Brücke heißt Vertrauen. Mit dem Satz »Herr, Dein Wille geschehe« und der Unterstützung durch Calcium phosphoricum kann das Vertrauen in die innere Führung gefördert werden.

Besonderheiten

Bei einer ausgeprägten Bedarfssituation entwickelt sich Heißhunger auf pikante Speisen, wie z. B. Senf, Ketchup oder geräucherte Nahrungsmittel.

Nr. 3 Ferrum phosphoricum D12

Äußerliche Kennzeichen

Wenn Sie waagerecht an den Augen vorbei den Zeigefinger mit der Fingerkuppe an die Nasenwurzel legen, zeigen Sie genau auf den Bereich, an dem sich der Bedarf an Nr. 3 Ferrum phosphoricum D12 als Schatten darstellt. Bei akutem Bedarf sind hellrote Fieberbäckchen zu sehen. In diesem Fall sollten Sie alle 5 Minuten eine Pastille im Mund zergehen lassen, bis die akuten Symptome verschwunden sind. Zeigen sich hingegen bläulich schwarze Schatten an der Nasenwurzel, sind 12 bis 15 Pastillen pro Tag die richtige Dosis.

Allgemeine Beschreibung des Biominerals

Nr. 3 Ferrum phosphoricum D12 ist das »Erste-Hilfe-Mittel«. Es wird bei Fieber, Wunden, Blutungen aller Art sowie Entzündungen im akuten Stadium eingesetzt. Der Bedarf des Körpers ist mit 3 g gedeckt.

Ferrum phosphoricum wird zwar in jeder Zelle benötigt, vorrangig jedoch in den roten Blutkörperchen. Die Verbrennungsvorgänge in den Zellen werden durch die Aktivierung des Sauerstoffs, welche dieses Nährsalz bewirkt, unterstützt. Ferner verbessert es den Transport aller im Körper befindlichen Stoffe. Kälte, Stress und alle den Stoffwechsel anregenden Stoffe wie Kaffee, Tee, Kakao (hierin das Theobromin) und damit auch Schokolade erhöhen den Verbrauch an Ferrum phosphoricum.

Eine Entzündung ist das sichere Zeichen, dass dem Körper zu wenig Ferrum phosphoricum zur Verfügung steht. Weitere Einsatzbereiche sind Steigerung der körperlichen Leistungsfähigkeit, infektiöse Kinderkrankheiten im Anfangsstadium, Fieber bis 38,5 °C, klopfender, pochender Schmerz, Sonnenunverträglichkeit, Sonnenbrand, Verbrennungen (in Verbindung mit Nr. 8), Verstauchung, allgemeine Schwächezustände, chronische Müdigkeit, Muskelkater, Anämie und Schwangerschaft.

Auch bei Säuglingen wird im akuten Fall alle 5 Minuten eine Pastille gegeben. Sollten Sie keine Beschwerden haben, sich jedoch die Schatten an den Augenwinkeln zeigen, nehmen sie 10 bis 12 Pastillen täglich.

Besondere Anwendung in Schwangerschaft, Wochenbett und für das Kind

Nr. 3 Ferrum phosphoricum D12 sorgt für die Blutreinigung und ist somit während der Schwangerschaft, in der das Blut für zwei Individuen gereinigt werden muss, ein wichtiges Mittel zur Unterstützung des Stoffwechsels. Es unterstützt auch das Durchhaltevermögen und fördert die Reaktionsbereitschaft von Körper, Geist und Seele. Ferner unterstützt es die Gelassenheit und die Schlafbereitschaft. Sie lernen, sich nicht mehr an allem zu reiben und – in doppeltem Sinne – alles in sich hineinzufressen. Nr. 3 Ferrum phosphoricum versorgt den Körper mit Sauerstoff und nimmt Müdigkeit. Frauen, die vor allem in den ersten drei Monaten der Schwangerschaft unter starker Müdigkeit leiden, sollten bei Bedarf 15 Pastillen einnehmen. Wenn sich nach ca. 30 Minuten keine Besserung zeigt, ist die Einnahme zu wiederholen. Da es keine Überdosierung gibt, können Sie ruhig großzügig sein.

Psychische Zeichen des Mineralbedarfs

Geringe Widerstandskraft, Schwächezustände, Ängstlichkeit, Konzentrationsmangel, mangelnde Durchsetzungskraft, Unruhe und Schlaflosigkeit sind psychische Zeichen des Bedarfs an Ferrum phosphoricum.

Seelisch-geistiger Hintergrund

Der Einsatz von Nr. 3 Ferrum phosphoricum D12 im seelischen Bereich unterstützt die Reaktionsbereitschaft und stärkt den Rücken. Damit fällt es Ihnen leichter, sich zu behaupten.

Sollte sich bei Ihnen der Bedarf an diesem Biomineralstoff zeigen, können Sie davon ausgehen, dass auf seelischer Ebene ihr Schutzschild gegen Einflüsse von außen, was sich auf seelisch geistiger Ebene z. B. als »geringe Widerstandskraft« zeigt, unzureichend ist. Mit der Anwendung von Ferrum phosphoricum lernen Sie, Situationen angstfrei zu begegnen, und erkennen manch neuen Ansatz, um Schwierigkeiten zu lösen.

Besonderheiten

Rotwein, Zucker, Kakao, schwarzer Tee und Kaffee verstärken den Bedarf an Ferrum phosphoricum D12.

Nr. 4 Kalium chloratum D6

Äußerliche Kennzeichen

Ziehen sich beim Sprechen weiße Fäden in den Mundwinkeln, bilden sich weiche Fettablagerungen (Lipome) unter der Haut oder in den Skleren (das Weiße des Augapfels) oder finden sie kleine »Grieskörnchen« unter dem Auge, dann fehlt Ihnen Nr. 4 Kalium chloratum D6. Der Mund ist wie mit Lipliner weiß umrandet. Bei hohem Bedarf sind das Munddreieck (Nase bis Kinn) und die Augen bläulichweiß. Die Farbe erinnert an Magermilch. Häufig sind die Lidränder rot. Auch weißlicher Ausfluss aus Körperöffnungen ist ein Hinweis auf den Bedarf an Nr. 4 Kalium chloratum D6.

Allgemeine Beschreibung des Biominerals

Mit 100 g Gesamtmenge ist der Organismus mit Kalium chloratum ausreichend versorgt. Es kommt in nahezu jeder Zelle vor. Dieses Funktionssalz ist leicht wasserlöslich und in der Lage, Gift aus dem Gewebe zu lösen. Es bildet und bindet Faserstoff im Körper. Faserstoff unterstützt die Blutgerinnung und hat dadurch Auswirkungen auf die Fließgeschwindigkeit des Blutes. Es dient als Betriebsstoff der Drüsen und ist ein wichtiges Entgiftungsmittel. Ferner kommt diesem Biomineral eine wichtige Rolle bei der Kohlenhydratverwertung zu.

Kalium chloratum findet seine Anwendung unter anderem bei allen Beschwerden, welche die Schleimhäute betreffen (Hals, Nase, Lunge, Darm, Magen, Niere, Prostata, Gebärmutter usw.), bei Drüsenentzündungen, zur Ausleitung von Giften, Sehnenscheidenentzündung, Kinderkrankheiten, Schwerhörigkeit, Vitiligo (Weißfleckkrankheit) und Couperose (Gesichtsäderchen). Im Falle einer Entzündung nehmen Sie alle 10 Minuten 1 Pastille im Wechsel mit Nr. 3 Ferrum phosphoricum D12.

Besondere Anwendung in Schwangerschaft, Wochenbett und für das Kind

Nr. 4 Kalium chloratum D6 öffnet die Schleusen, sorgt für die Ausleitung von Stoffwechselgiften (auch emotionalen) und fördert die Entstauung des Bindegewebes. Es hilft Ihnen, mit Ihrer durch die Schwangerschaft erhöhten Sensibilität leichter umzugehen. Körperlich kompensieren Schwangere die hohe Sensibilität mit Nahrung, um sich das Gefühl zu geben, sich nicht zu verlieren. Statt die Schwangerschaft als Zeit des Sich-um-sich-Kümmerns zu nutzen, sind viele Frauen mit ihrer Aufmerksamkeit ganz bei den anderen.

Spätestens nach der Geburt erhält dieses Salz für die junge Mutter eine besondere Bedeutung. Nr. 4 Kalium chloratum D6 fördert den Milchfluss beim Stillen. Eine Einnahme von 12 bis 15 Pastillen täglich ab der letzten Woche vor dem errechneten Termin ist angebracht. In der Zeit nach der Geburt unterstützt Nr. 4 Kalium chloratum die Heilung der Wunde, die die abgelöste Plazenta hinterlässt. Der Wochenfluss kann verkürzt werden.

Psychische Zeichen des Mineralbedarfs

Gefühle werden von Personen mit hohem Kalium-chloratum-Bedarf sehr intensiv erlebt. Sie neigen zu zweierlei Verhaltensweisen, die beide dem Schutz dienen. Entweder versuchen sie, ihre hohe Sensibilität nicht zu zeigen, indem sie sich »cool« geben – gleichmütig und träge. Oder ihre Sensibilität äußert sich in übertriebener Sorge vor Krankheiten (Hypochondrie).

Seelisch-geistiger Hintergrund

Menschen mit ausgeprägtem Bedarf an Nr. 4 Kalium chloratum D12 sind gute Berater. Da sie selbst intensiv empfinden, können sie sich gut in Unzulänglichkeiten ihres Gegenübers einfühlen. Allerdings ist ihre Aufmerksamkeit sehr nach außen gerichtet, weg von der eigenen Befindlichkeit. In der Kommunikation mit anderen fühlen sie sich als »Opfer« ihrer Lebensumstände. »Die

Schwangerschaft ... die Eltern ... der Chef ... ist schuld, dass ...«, »Es war so zugig dort, dass ich mich direkt erkältet habe ...«, »Wenn mein Mann anders reagiert hätte ...« sind für den Mangel an Kalium chloratum typische Aussagen. Der Grund für Störungen wird im Außen gesucht. Die Einsicht, »des eigenen Glückes Schmied zu sein« und damit die Verantwortung für die Ereignisse in seinem Leben zu tragen, ist noch zu entwickeln. Kalium chloratum hilft Ihnen, Druck und Sorgen leichter zu nehmen. Da es auch auf der Seelenebene öffnend wirkt, hilft es, seelische Giftstoffe auszuleiten und den Verlauf der Schwangerschaft und das Kind nicht als bösen Schicksalsschlag anzusehen.

Besonderheiten

Milchprodukte, Alkohol und Elektrosmog verstärken den Mangel an Nr. 4 Kalium chloratum D6. Sollten Sie, wenn Sie Hunger haben, aggressiv reagieren und zu Schwäche neigen, ist das ein Zeichen für den Bedarf an diesem Biomineralstoff.

Nr. 5 Kalium phosphoricum D6

Äußerliche Kennzeichen

Der Mangel an Nr. 5 Kalium phosphoricum D6 zeigt sich im Gesicht als Grauschleier. Handelt es sich um eine kurzfristige Bedarfssituation, ist der Bereich zwischen Nase und Oberlippe grau. Ist der Mangel weiter fortgeschritten, sieht man den Grauton um den Mund, an den äußeren Augenwinkeln sowie an den Schläfen. Kalium phosphoricum sollte so lange eingenommen werden, bis der Grauton aus dem Gesicht verschwindet.

Allgemeine Beschreibung des Biominerals

»Kalium statt Valium« heißt es bei den Anhängern der Schüßlersalze. Kalium phosphoricum wird in der Biochemie unter anderem als Antidepressivum und Nervenstärkungsmittel beschrieben. Es kommt in Nerven, Gehirn, Blut und Muskelzellen vor. Es ist der Treibstoff der Zellkraftwerke, der Mitochondrien. Etwa 120 g Gesamtmenge sollten im Körper vorhanden sein, damit alle Funktionen einwandfrei aufrechterhalten werden können. Ohne Kalium erschöpft sich die Energie in der Zelle. In Verbindung mit Fettsäuren und Eiweiß bildet es das für die Zelle so wichtige Lecithin. Kalium phosphoricum sorgt außerdem für die richtige Zellkonzentration in den Nerven, damit das Ruhepotenzial in den Zellen aufrechterhalten werden kann. Die Zeichen für dieses Mineral zeigen sich immer, wenn man sich über seine Kraftreserven hinaus verausgabt hat. Nr. 5 Kalium phosphoricum D6 wirkt auch antiseptisch. Ermüdungsgifte und Fäulnisprodukte werden unschädlich gemacht. Daher ist es auch ein wichtiges Salz bei zersetzenden Prozessen, wie Fieber über 39 °C, Lähmungserscheinungen, Parodontose, Mundgeruch, Muskelschwund, niedrigem Blutdruck, Blutvergiftung, zehrenden Sportarten, kaum stillbaren Hungergefühlen ohne Appetit oder Krebs.

Kalium phosphoricum ist ein Salz, dessen Mangel relativ schnell behoben werden kann. Sollten Sie das typische Grau an der Oberlippe bei sich entdecken, nehmen sie 15 bis 20 Pastillen täglich ein. In chronischen Fällen sind 10 bis 12 Pastillen die richtige Dosierung, bis Sie sich deutlich besser fühlen. Bei einem ausgeprägten Mangel kann das einige Monate dauern.

Besondere Anwendung in Schwangerschaft, Wochenbett und für das Kind

Gerade in der anstrengenden Zeit der Schwangerschaft versucht der Körper, Energie zu erhalten. Scheinbar hungrig schauen Sie häufig in den Kühlschrank, finden aber nichts Rechtes darin, weil Ihnen eigentlich der Appetit fehlt. Überforderung und Erschöpfung fördern das »Frustessen«. Sie essen, weil Sie meinen, Substanz zu brauchen. In diesem Fall sollten Sie darüber nachdenken, ob ein Spaziergang, ein Bad mit einem schönen Buch und angenehmen Düften, eine Meditation oder eine Massage nicht die bessere Alternative wäre. Ihre Batterie ist leer und möchte, statt mit Nahrung, mit Energie gefüllt werden. Um die Reserven nicht völlig zu erschöpfen, sollten Sie 3 mal pro Woche 15 Pastillen Nr. 5 Kalium phosphoricum D6 einnehmen. Diese Maßnahme hält vor allem stark belastete Schwangere und Mehrgebärende bei Kräften.

Psychische Zeichen des Mineralbedarfs

Ständiges Grübeln verbraucht in hohem Maße Kalium phosphoricum. Auch Depressionen, Mutlosigkeit, Erschöpfung, Vergesslichkeit durch Überforderung, Zaghaftigkeit, Platzangst, Stimmungsschwankungen und Nervosität deuten ebenfalls auf einen gesteigerten Bedarf hin. Die Betroffenen weinen leicht und wollen getröstet werden (vgl. Nr. 8 Natrium chloratum D6 Seite 68).

Seelisch-geistiger Hintergrund

Zeigt sich im Körper ein Fäulnisprozess (z. B. Parodontose am Zahnfleisch), können Sie davon ausgehen, dass es hier auch auf der Seelenebene etwas sehr Altes, Überreifes gibt (so reif, dass es schon fault), das es zu bearbeiten gilt. Manchmal ist es das eigene Mutterthema, das noch nicht bearbeitet ist. Manchmal geht es darum, seine Einstellung zu etwas zu ändern, was genau die gewünschte Veränderung nach sich ziehen könnte. Sie entscheiden, in welche Richtung Ihre Gedanken gehen, ob Sie sich auf die negativen oder die positiven Dinge in ihrem Leben konzentrieren. Nr. 5 Kalium phosphoricum D6 hilft ihnen, den Blick auf das Positive zu richten und zuversichtlich in die Zukunft zu blicken.

Besonderheiten

Wenn sich der Hunger schon kurze Zeit nach dem Essen wieder meldet, fehlt Ihnen Nr. 5 Kalium phosphoricum. Ständiges Grübeln und Überforderung verstärkt den Mangel an diesem Lebenssalz.

Nr. 6 Kalium sulfuricum D6

Äußerliche Kennzeichen

Als Zeichen für einen Bedarf an Nr. 6 Kalium sulfuricum D6 zeigen sich braune Veränderungen auf der Haut. Dazu zählen nicht nur braune Ringe um Augen und Mund, sondern auch Leberflecken, Sommersprossen und Pigmentstörungen.

Allgemeine Beschreibung des Biominerals

Nr. 6 Kalium sulfuricum D6 ist ein wichtiges Funktionsmittel für den gesamten Stoffwechsel. Besonders unterstützt werden jedoch Leber, Galle, Bauchspeicheldrüse. Es versorgt die Zellen mit Sauerstoff, aktiviert den Stoffwechsel und sorgt für die Sauerstoffübertragung ins Innere der Zellen. Somit wird die Funktion von Nr. 3 Ferrum phosphoricum D12 fortgeführt, das den Sauerstoff bis zur Zelle transportiert. Durch den Anteil des Sulfuricums ergibt sich eine weitere Aufgabe, nämlich die Ausscheidung von Giften und Krankheitsstoffen durch die Ober- und Schleimhaut.

Kalium sulfuricum ist das Mittel der dritten Entzündungsphase. In dieser Phase einer Erkrankung kommt es zu Abschuppungen der Haut oder honiggelben Ausscheidungen. Für reibungslose Abläufe im Körper sind etwa 120 g erforderlich.

Da sich eine Störung der Leber durch Müdigkeit und einem starken Bedürfnis nach frischer Luft zeigt, gehören diese Beschwerden zu den deutlichsten Zeichen eines Mangels an Kalium sulfuricum. Weitere Zeichen sind: Pigmentstörungen, klebrige Abschuppungen der Haut, Reizdarm, Pilzbefall des Darms (zeigt sich häufig äußerlich als Fuß- oder Nagelpilz), Neigung zu Muskelkater, Druck und Völlegefühl im Oberbauch, morgendliche Müdigkeit und Zerschlagenheit (Morgenmuffel), chronische Erkrankungen, Psoriasis (Schuppenflechte), Hautjucken ohne erkennbaren Grund. Die Beschwerden werden besonders gegen Abend und bei Wärme unangenehmer; Feuchtigkeit wird schlecht vertragen. Der Bedarf an diesem Nährsalz ist hoch, daher füllen sich die Speicher nur langsam auf. 10 bis 15 Pastillen täglich über einen längeren Zeitraum ist hier die richtige Dosierung.

Besondere Anwendung in Schwangerschaft, Wochenbett und für das Kind
Durch die Belastung des Stoffwechsels mit zwei Kreislaufsystemen werden Leber, Galle und Bauchspeicheldrüse der Mutter besonders beansprucht. Die im Laufe der Schwangerschaft zunehmende Kompression dieser Organe durch das heranwachsende Kind behindert deren Funktion zusätzlich. Mit Symptomen wie Aufwachen zwischen 1:00 und 3:00 Uhr morgens, Antriebsschwäche, Niedergeschlagenheit, bleiernder Müdigkeit und Lufthunger signalisiert der Körper seinen Bedarf. 4 x 3 Pastillen unterstützen die Organe in ihrer Tätigkeit und helfen Ihnen zu entschlacken und bei Kräften zu bleiben.

Psychische Zeichen des Mineralbedarfs
Menschen mit einem Mangel an Nr. 6 Kalium sulfuricum D6 meiden Menschenansammlungen und enge Räume (Fahrstuhl, Seilbahn etc.). Traurigkeit, Unlust und übertriebene Fürsorglichkeit anderen gegenüber sind hier die psychischen Zeichen.

Seelisch-geistiger Hintergrund
»Was ist dir denn über die Leber gelaufen?«, fragt der Volksmund. Damit ist schon fast alles gesagt. Ärger, Wut und Groll werden nicht dort ausgedrückt, wo sie hingehören. Der häufigste Grund dafür ist die Angst, nicht mehr »geliebt« zu werden, wenn man seinen Unmut äußert oder sich sogar auflehnt. Stattdessen frisst man diese Gefühle in sich hinein.

Nr. 6 Kalium sulfuricum D6 hilft Ihnen dabei, Ihre Gefühle zu zeigen und sie in angemessener Art dort zu äußern, wo sie auch verursacht wurden. Dann brauchen Sie den Ärger nicht mehr in sich hineinzufressen.

Besonderheiten

Kaffee, Zigaretten und Alkohol verstärken den Mangel an Nr. 6 Kalium sulfuricum D6. Morgendliche Anlaufschwierigkeiten und ein starkes Bedürfnis nach frischer Luft zeigen den akuten Bedarf.

Nr. 7 Magnesium phosphoricum D6

Äußerliche Kennzeichen

Der Mangel an Nr. 7 Magnesium phosphoricum D6 ist im Gesicht leicht erkennbar. Hitzewallungen, Erröten und hektische Flecken sind das Zeichen dafür. Tiefrote Ohren deuten ebenfalls auf den Bedarf an Magnesium phosphoricum hin.

Allgemeine Beschreibung des Biominerals

Im Körper sind etwa 250 g Magnesium phosphoricum eingelagert, der Großteil in festen Substanzen wie Knochen, Knorpel und Zähnen. Ein weitaus kleinerer Teil ist in Blut, Muskeln, Drüsen, Nerven und Zellen gelöst.

Nr. 7 Magnesium phosphoricum D6 ist das Akut- und Krampfschmerzmittel unter den Biomineralen. Es ist maßgeblich bei der Steuerung des vegetativen Nervensystems beteiligt und wird von den unwillkürlichen Muskeln (Muskeln, die nicht unserem Willen unterliegen, wie Darmmuskulatur, Herz, Gebärmutter, Gefäße) als Funktionsmittel benötigt. Bei jeder Form des plötzlich einschießenden Schmerzes (z. B. Wadenkrämpfe, Migräne, Menstruationsbeschwerden, Koliken, Blähungen) kann zur bewährten »heißen 7« gegriffen werden. Geben Sie hierzu 15 Pastillen Nr. 7 Magnesium phosphoricum D6 in ein halbes Glas kochendes Wasser und trinken es so heiß wie möglich schluckweise aus. Sollten Sie nicht nach 10 Minuten beschwerdefrei sein, wiederholen Sie den Vorgang, bis die Beschwerden verschwunden sind. Meist reicht jedoch eine Einnahme aus.

Magnesium phosphoricum wirkt verdauungsregulierend, antiallergisch, cholesterinsenkend und antithrombotisch (hier zusammen mit Nr. 4 Kalium chloratum D6). Es findet seine Anwendung darüber hinaus bei Schilddrüsenfehlfunktionen, Kloßgefühl im Hals, wandernden Schmerzen, Wadenkrampf, Koliken, Verstopfung, Blähungen, Keuchhusten, Asthma, hohem Blutdruck, Herzenge und -stolpern sowie Klimakteriumsbeschwerden wie aufsteigender Hitze. Zur Daueranwendung nehmen Sie 12 bis 15 Pastillen täglich ein. Bei Schlafstörungen können Sie sich einen Schlafcocktail mischen: je 15 Pastillen Nr. 7 und Nr. 2 in eine Tasse geben und mit kochendem Wasser übergießen. Mit einem Plastiklöffel umrühren und so heiß wie möglich trinken. Danach sollten Sie direkt ins Bett gehen.

Besondere Anwendung in Schwangerschaft, Wochenbett und für das Kind

Magnesium phosphoricum mindert Krampf- und Stressanfälligkeit und beeinflusst die Bewegungsfähigkeit des Darms positiv. Ferner unterstützt es das Zusammenspiel und die Balance der Drüsen sowie den Stoffwechsel.

In der Schwangerschaft ist dieses Lebenssalz als Krampfmittel unverzichtbar. Bereits 6 Wochen vor dem errechneten Termin sollten 20 Pastillen täglich eingenommen werden. Es unterstützt die Wehen. Sie werden mit ausreichend Nr. 7 Magnesium phosphoricum D6 zwar kraftvoll, aber weniger schmerzhaft. Heißhunger auf Schokolade ist ein sicheres Kennzeichen für einen Mangel, das sich durch die Einnahme von Nr. 7 Magnesium phosphoricum D6 verringert.

Psychische Zeichen des Mineralbedarfs

Nr. 7 Magnesium phosphoricum D6 hilft bei innerer Unruhe, Schlafstörungen, Gereiztheit, Prüfungsangst (unter die auch die

Angst vor der Geburt fällt), Lampenfieber, Heimweh und jeder anderen Form von Anpassungsschwierigkeiten. Es macht Sie gelassener, denn es wirkt mental entkrampfend, entspannend und ausgleichend.

Seelisch-geistiger Hintergrund

Der Mangel an Magnesium phosphoricum zeigt sich, wenn versucht wird, »krampfhaft« eine Rolle im Leben zu spielen, die einem gar nicht liegt. Wird von anderen erkannt, dass die Rolle gespielt ist, oder fühlt man sich dem Rollenspiel nicht gewachsen, errötet man. Das zeigt, dass Sie sich unter Druck setzen, um Ihrem Anspruch an sich selbst gerecht zu werden. Zunehmende Körperfülle in Verbindung mit Schweißausbrüchen und Hitzewallungen ist auch ein Zeichen für ein »Rollenspiel«. Es ist anstrengend und man kommt ins Schwitzen.

Nr. 7 Magnesium phosphoricum D6 hilft Ihnen mehr und mehr, zu dem zu stehen, was Sie wirklich im Leben wollen. Es wird auch als der Lichtbringer bezeichnet, denn wenn Sie lernen, genau das zu tun, was Ihnen im Leben Spaß macht, sind Sie »gut drauf« und beginnen Ihren Tag mit mehr Schwung.

Besonderheiten

Auch bei diesem Biomineral verstärken Schokolade, Kaffee und Elektrosmog den Mangel. Heißhunger auf Schokolade ist gleichzeitig ein sicheres Zeichen für den hohen Bedarf an Nr. 7 Magnesium phosphoricum D6.

Nr. 8 Natrium chloratum D6

Äußerliche Kennzeichen

Schwellungen im Gesicht, grobporige, unreine Haut, Aufgedunsenheit oder ein schleimiger Glanz auf den Augenlidern (der den Lidschatten nicht halten lässt) sind äußere Zeichen für den Bedarf an Nr. 8 Natrium chloratum D6.

Allgemeine Beschreibung des Biominerals

Natrium chloratum ist in allen Körperzellen und -flüssigkeiten enthalten. Etwa ein Drittel der Gesamtmenge findet man in Knochen und Knorpeln. Dieses Biomineral reguliert den Wasser- und den Wärmehaushalt im Körper. Jede Erscheinung von Flüssigkeitsmangel (z. B. trockene Augen) oder -überschuss (tränende Augen) ist ein Ergebnis des Natrium-chloratum-Mangels. Durch seine ent- und bewässernden Eigenschaften schleust dieses Funktionssalz Wasser und Nährstoffe in die Zellen und Gifte aus der Zelle heraus. Es bildet Mucin (Schleim) und schützt damit die Schleimhäute. In allen schlecht durchbluteten Geweben (wie Sehnen, Bänder, Knorpel und Knochen) sorgt Natrium chloratum für reibungslose Stoffwechselfunktionen. Es wird bei allen trockenen oder (über-)flüssigen Zuständen eingesetzt, so z. B. bei klarem Ausfluss, Fließ- oder Stockschnupfen, Heuschnupfen, trockener Haut und Schleimhaut, Lippen- und Zungenbläschen, Sonnenbrand und Verbrennungen, Kopfschuppen, brennenden, ätzenden Ausscheidungen, Knorpel- und Bandscheibenschäden, Gelenkgeräuschen, Ödemen (Wasseransammlungen, vor allem in Beinen oder Händen), Gelenkrheuma, hohem Blutdruck, Anämie (Blutarmut), juckenden oder ständig kalten Händen und Füßen, übermäßigem Schwitzen, Kälte- und Luftzugempfindlichkeit, Vergiftungen mit metallischen Giften, zur Nikotinentwöhnung und bei zu viel oder zu wenig Durst.

Besondere Anwendung in Schwangerschaft, Wochenbett und für das Kind

Besonders bei Ödemen ist Nr. 8 Natrium chloratum D6 ein unverzichtbares Biomineral. Salz bindet Wasser: Nr. 8 Natrium chloratum ist membrangängig – es wird als Mineral in die Zelle gesogen – und zieht das Wasser als Nährstofflieferant und Spüllösung mit hinein. Das gröbere (nicht membrangängige) NaCL bzw. Kochsalz zieht das Wasser wieder aus der Zelle heraus. Beide sollten ein Gleichgewicht bilden.

Besteht im Körper ein Überschuss an Kochsalz, schwemmt es den Körper auf, da Flüssigkeit im Körper gehalten wird, allerdings außerhalb der Zellen. Da das Innere der Zelle jedoch einen Wassermangel meldet, reagiert der Körper mit Heißhunger auf Gesalzenes und Durst. Geben Sie dem nach und führen Sie sich wieder grobmolekulares NaCL zu, so verstärkt sich das Ungleichgewicht in der Wasserverteilung weiter.

Stellen Sie sich die Vorgänge im Körper vor, wenn Sie ständig zu stark salzen würden: Der Blutdruck steigt, da Wasser aus den Zellen in das Gewebe gezogen wird, was wiederum Herz und Gefäße belastet. Um den Salzgehalt zu senken, versucht der Körper, sich Wasser aus dem Darm zu beschaffen, was wiederum den Stuhlbrei eindickt. Es kommt zur Verstopfung. Durch die längere »Lagerung« des Stuhls wird die Fäulnis begünstigt. Dadurch kommt es zu Blähungen; der Bauch treibt auf. Weitere Giftstoffe, wie z. B. Harnsäure, kristallisieren aus und rufen Gicht, Rheuma und Nierenbeschwerden hervor. Haut und Nieren sind überlastet und es kommt zu Ausschlägen und Ekzemen.

Durch die Einnahme von Nr. 8 Natrium chloratum D6 kann dieses Ungleichgewicht behoben werden. Nr. 8 Natrium chloratum D6 kann bei Heißhunger auf Gesalzenes schnell wirken. In diesem Fall können eine Woche lang 15 Pastillen täglich eingenommen werden. Bei grobporiger und unreiner Haut sind 10 bis 12 Pastillen täglich über mehrere Monate hinweg sinnvoll.

Psychische Zeichen des Mineralbedarfs

Menschen mit hohem Bedarf an Natrium chloratum verhalten sich leicht »verschnupft«. Sie reagieren unangemessen weinerlich, wollen dabei jedoch nicht getröstet werden (vgl. Nr. 5 Kalium phosphoricum D6 Seite 61).

Nr. 8 Natrium chloratum D6 hilft, Vorkommnisse, die teils schon lange zurückliegen mögen, zu verarbeiten, zu verzeihen und zu vergessen. Es spült alte Dinge heraus und befreit von emotionalen Giften. Personen, deren Lebensfluss ins Stocken geraten ist, hilft dieser Biomineralstoff, sich dem gegenwärtigen Leben wieder zuzuwenden und die zum Teil selbst gewählte Isolation aufzugeben.

Auffallende Tagesmüdigkeit, die erst gegen Nachmittag nachlässt, rasche Ermüdung bei Sonneneinstrahlung oder geistiger Arbeit gehören ebenfalls zu den psychischen Zeichen des Natrium-chloratum-Bedarfs.

Seelisch-geistiger Hintergrund

Sollten Sie dazu neigen, »verschnupft« zu reagieren, wenn Ihre Taten gut gemeint waren, aber nicht so beim Empfänger angekommen sind, dann brauchen Sie Nr. 8 Natrium chloratum D6. Es hilft zu verstehen, dass »gut gemeint« nicht unbedingt »gut gemacht« bedeutet. Sie sollten sich die Motivation Ihrer Taten genau anschauen. Oft neigen wir dazu, etwas zu tun, wovon wir denken, der andere wolle es so haben. Wir denken vielleicht: »Wenn ich das tue, hat er/sie mich mehr lieb, weil ich ja so gut zu ihm/ihr war«. Damit »kaufen« wir sozusagen die Zuneigung eines Menschen ein – oder versuchen es jedenfalls. Gleichzeitig wird Dankbarkeit erwartet, ungeachtet dessen, ob der andere den Gefallen überhaupt wollte. (Diese Beschreibung ist auch umkehrbar: Wenn er das … für mich tut, liebt er mich…, wenn es etwas anderes ist, wird es von Ihnen unter Umständen nicht honoriert.)

Wenn Sie sich häufiger so verhalten, werden Sie merken, dass ein Ungleichgewicht zwischen Geben und Nehmen entsteht. Selten erhalten Sie tatsächlich die Anerkennung, die Sie sich erhoffen. Menschen, die nicht angemessen auf Ihre »gut gemeinten« Taten reagieren, geben Ihnen jedoch die Gelegenheit, Ihre Motivation zu überdenken. Diese Menschen sind nicht undankbar, sondern weisen Ihnen den Weg beim Entdecken falscher Muster.

Besonderheiten

Genuss von stark Gesalzenem, Schwermetallbelastungen (z. B. Amalgan), Abgasbelastungen durch langes Autofahren, besonders bei Staufahrten sowie längerer Aufenthalt an viel befahrenen Straßen erhöhen den Bedarf an Nr. 8 Natrium chloratum D6.

Nr. 9 Natrium phosphoricum D6

Äußerliche Kennzeichen

Die äußerlichen Kennzeichen sind, neben Fettleibigkeit, so genannte Fettbacken (kleine Ausbeulungen neben dem Kinn), Doppelkinn, fettige Haut und Haare, Hautunreinheiten (Pickel, Mitesser) und frühzeitiges Ergrauen der Kopfhaare. Schweiß und Absonderungen riechen sauer.

Allgemeine Beschreibung des Biominerals

Nr. 9 Natrium phosphoricum D6 ist ein basisches Salz, das günstig auf den Stoffwechsel wirkt. Es bindet als alkalisches Salz und Neutralisationsmittel überschüssige Säure, die nicht nur über die Nahrung zugeführt wird, sondern die auch bei jeder Muskeltätigkeit in Form vom Milchsäure entsteht. Diese wird durch Natrium phosphoricum in Wasser und Kohlensäure zerlegt, welche über die Atmung ausgeschieden wird. So reguliert Natrium phosphoricum den Säure-Basen-Haushalt.

Ferner fördert dieses Biomineral die Umwandlung der Harnsäure in Harnstoff, der wiederum über die Nieren leichter ausgeschieden werden kann.

Indem es die Verseifung der Fette begünstigt, bei der Fette im Blut in kleinere Partikel zerlegt werden, wirkt das Biomineral Nr. 9 günstig auf den Fettstoffwechsel und die Gefäße. Außerdem entlastet es die Lymphe, da es die Gerinnung von Eiweißen verhindert.

Natrium phosphoricum findet seinen Einsatz bei juckenden Ohren, Akne, Mitessern, Sodbrennen, saurem Aufstoßen, Magenschleimhautreizung, Lymphknotenschwellung, Gicht, Rheuma, Steinbildung (Niere, Blase, Galle), Neuralgien, Hexenschuss, Ischialgie und allgemeiner Übersäuerung.

Besondere Anwendung in Schwangerschaft, Wochenbett und für das Kind

In unserer heutigen Ernährung werden dem Körper viel zu viel säurebildende Stoffe zugeführt. Daher wird Natrium phosphoricum vom Organismus fast ausschließlich zur Neutralisierung der Säuren verwendet. Sodbrennen ist eines der Hauptanwendungsgebiete während der Schwangerschaft. Oft bleibt dann nichts mehr oder zu wenig für die Verseifung der Fette übrig. Das Ergebnis sind erhöhte Blutfettwerte, z. B. Cholesterin (LDL und HDL) und Triglyceride.

Fette, die vom Körper nicht mehr verarbeitet werden können, werden zunächst über die Haut ausgeschieden. Minderwertige Fette verschließen die Poren; Mitesser und Pickel entstehen. Ein weiteres Zeichen des Mangels an Natrium phosphoricum ist die Orangenhaut. Mit basischen Bädern kann die Haut während der Schwangerschaft beim Entsäuern unterstützt werden. Auch dieses Biomineral erfordert eine längere Einnahme mit einer täglichen Dosierung von 12 bis 15 Pastillen um den pH-Wert des Blutes abzupuffern.

Psychische Zeichen des Mineralbedarfs

Menschen mit einem Mangel an Natrium phosphoricum reagieren auch emotional sauer. Die zerstörerischen Säuren bleiben im Körper und lassen den Betroffenen auf der psychischen Ebene aggressiv agieren – und zwar in erster Linie gegen sich selbst. Er fühlt sich minderwertig. Gefühle und Enttäuschungen werden unterdrückt. Diese Menschen neigen dazu, sich von der

Umwelt abzuschotten und zwischen sich und anderen sichtbar und riechbar Abstand zu schaffen. Sie nehmen zu, die Körperausdünstungen riechen sauer. Sie haben die Fähigkeit verloren, im »Hier und Jetzt« zu leben. Nr. 9 Natrium phosphoricum D6 unterstützt beim Auflösen verhärteter Strukturen und verhilft zu mehr Flexibilität.

Seelisch-geistiger Hintergrund

Nr. 9 Natrium phosphoricum D6 ist das Salz der natürlichen Autorität. Es hilft, Emotionen, Aggressionen und dynamische Kräfte im richtigen Maß einzusetzen. Ein Mangel drückt auch ein Manko an Sanftmut aus. Es geht darum, mit dem geringsten Aufwand und ohne zerstörerischen Druck das gewünschte Ziel zu erreichen. Es wird durch die gelebte Dynamik ausgedrückt, die den Menschen fordert, aber nicht überfordert. Wird diese Energie nicht richtig umgesetzt, schlägt sie in Wut um. Ein Mensch mit Natrium-phosphoricum-Mangel kann »stinksauer« werden (der Schweiß riecht stark sauer und unangenehm), da sich der Mut, etwas zu verändern, in Wut, es nicht getan zu haben, verwandelt.

Oft findet man den Typ des Cholerikers in dieser Mangelgruppe. Ist er wegen seiner Schwäche, seine Bedürfnisse mitzuteilen, nicht dazu in der Lage den ihm angemessenen Raum zu beanspruchen, so bewerkstelligt er dies durch seine Körperausdünstungen. Er verschafft sich außerdem Raum durch Fettleibigkeit oder Wutausbrüche, welche die Mitmenschen auf Abstand halten. Er fühlt sich oft missverstanden und einsam.

Besonderheiten

Heißhunger auf Mehlspeisen, Süßwaren und das Verlangen nach süßen Getränken (Limonaden, gesüßte Fruchtsäfte) sind deutliche Hinweise auf einen erhöhten Bedarf an Nr. 9 Natrium phosphoricum D6. Gleichzeitig verstärken jedoch diese Stoffe den Mangel.

Nr. 10 Natrium sulfuricum D6

Äußerliche Kennzeichen

Der Mangel an Nr. 10 Natrium sulfuricum D6 zeigt sich im Gesicht durch Schwellungen unter den Augen, Rötung auf Wangen und Nase, die an einen Schmetterling erinnert, mit zusätzlicher Rötung des Kinns. Die Variante zum Schmetterling stellt die zitronengelbe und leicht grünliche Blässe dar. Beides ist möglich. Häufig ist in der Mitte unter der Unterlippe eine kleine Erhebung zu sehen, die sich nach beiden Seiten hin verbreitert. Der Bereich zwischen Nase und Oberlippe ist in der Relation zur Nase auffallend groß.

Allgemeine Beschreibung des Biominerals

Nr. 10 Natrium sulfuricum D6 ist in unverdünnter Form als Glaubersalz bekannt und dient in erster Linie der Ausscheidung und Entschlackung. Damit ist es ein wichtiges Mineral zur Regulation des Gewichts und zur Entlastung des Organismus schon während der Schwangerschaft. Wirkt sich Nr. 8 Natrium chloratum D6 auf den Transport in die Zelle aus, so reguliert Natrium sulfuricum den Transport aus der Zelle heraus. Es unterstützt die Funktion der Bauchspeicheldrüse, des Darms, der Leber und der Galle. Über den Wassertransport verbessert es die Ausscheidung von Nieren und Blase. Steht dem Körper Natrium sulfuricum nicht in ausreichendem Maße zur Verfügung, werden Schlacken an Wassermoleküle gebunden, um den Körper so zu entlasten. Das Ergebnis sind z. B. Ödeme an Händen, Füßen und unter den Augen. Wird der Bedarf an diesem Biomineral wieder ausreichend gedeckt, können die Schlacken Leber und Darm wieder zugeführt werden, um sie auf diesem Weg auszuscheiden.

Häufig ist heftiger Durchfall, meist übel riechend, das Ergebnis einer Erstverschlimmerung nach der Einnahme von Nr. 10 Natrium sulfuricum D6. Das ist jedoch sehr zu begrüßen. Der

Körper reagiert in diesem Fall gut auf die Einnahme und hat seine Schleusentore geöffnet, um sich der Schlacken zu entledigen. Gleichzeitig ist Durchfall auch eines der Einsatzgebiete von Natrium sulfuricum. Es wird auch bei erhöhten Zuckerwerten (auch Schwangerendiabetes) eingesetzt, außerdem bei geschwollenen oder matten, schweren Beinen, Kopfschmerz, der mit unzureichender Verdauung in Verbindung steht, Wechsel zwischen Verstopfung und Durchfall, breiigem Stuhlgang, der kaum zurückgehalten werden kann, Juckreiz (ohne äußerliche Merkmale), Neurodermitis, Psoriasis, Hautpilz, stinkenden Blähungen, zur Vorbeugung bei Grippe (statt Impfung von November bis März täglich 10 Pastillen), aber auch bei anderen Infektionskrankheiten, Fieberbläschen, Herpes Labiales, Druck in den Ohren, Rheuma, Ischialgie und Galleabflussstörungen (Gelbsucht, auch beim Neugeborenen). Da durch die heutige Lebensweise der Körper in der Regel sehr verschlackt ist, kann Nr. 10 Natrium sulfuricum D6 auch mit 12 bis 15 Pastillen täglich über einen längeren Zeitraum eingenommen werden.

Besondere Anwendung in Schwangerschaft, Wochenbett und für das Kind

Starke zerstörerische Emotionen verschlacken nicht nur den Geist, sondern auch den Körper. Wie oben bereits ausgeführt, sorgt Natrium sulfuricum dafür, dass Schlacken ausgeleitet werden. Es löst die durch Nr. 8 Natrium chloratum D6 im Körper unschädlich gemachten und eingelagerten Schlacken und bringt sie zur Ausscheidung. Insgesamt regt Nr. 10 Natrium sulfuricum D6 den Stoffwechsel an und stärkt Leber und Bauchspeicheldrüse.

Das Loslassen (genauer beschrieben im seelisch-geistigen Hintergrund) bezieht sich in diesem Fall auch auf das Kind. Ist der errechnete Termin überschritten, ist das Kind von der Mutter loszulassen. Nr. 10 Natrium sulfuricum unterstützt den Prozess. In diesem Fall nehmen Sie 3 x 3 Pastillen Nr. 10 und 3 x 2 Pastillen Nr. 12.

Psychische Zeichen des Mineralbedarfs
In der passiven Phase sind Betroffene eines Natrium-sulfuricum-Mangels morgens ab 9 Uhr trotz ausreichendem Schlaf schon wieder müde. Sie erscheinen des Lebens überdrüssig und tragen sich manchmal mit dem Gedanken, ihrem Leben ein Ende zu setzen. Sie wirken melancholisch und zurückgezogen.

In der aktiven Form neigen Betroffene zu starken Gefühlen. Zu großer Ehrgeiz lässt sie wütend und zornig gegen sich selbst werden, sollten sie ihre hochgesteckten Ziele nicht erreichen. Die Umwelt bezeichnen sie gern als Perfektionisten. Durch Natrium sulfuricum werden die eigenen Ansprüche reguliert. Dinge können auch mal unerledigt bleiben. Dieses Loslassen auf der mentalen Ebene hilft, auch die Schlacken auf der körperlichen Ebene gehen zu lassen.

Seelisch-geistiger Hintergrund
Loslassen ist ebenso im seelischen Bereich das Thema – auch im übertragenen Sinne ist Nr. 10 Natrium sulfuricum D6 das Hauptausscheidungsmittel. Es sorgt bei der seelischen Entfaltung dafür, Überflüssiges und Belastendes loszulassen, damit das Wachstum ungehindert stattfinden kann. Wie die körperliche Nahrung, die wir aufgenommen haben, wird geistige Nahrung zerkleinert, verdaut und Überflüssiges wieder ausgeschieden. Hat man einen Entwicklungsschritt vollzogen, sollte man Altes nicht mehr ewig festhalten. Nach der Verdauung dieses Schrittes muss Überflüssiges ausgeschieden werden, so dass sich neue Lebensräume eröffnen können. Es ist schön, das Erreichte zu genießen, jedoch sollten Sie hier nicht zu lange verweilen. Die Erkenntnisse werden verarbeitet und zum neuen Ausgangspunkt für weitere Schritte.

Menschen, die einen hohen Bedarf an Nr. 10 Natrium sulfuricum D6 aufweisen, zeigen jedoch wenig Bereitschaft zur Erneuerung. Man kann mit ihnen über ihre Schwierigkeiten reden, sie verstehen auch, was man ihnen sagt, sie setzen es jedoch nicht um. Sie fahren sozusagen ihren Müll immer im Kreis herum, ohne ihn wirklich loszuwerden und eine Reinigung zu erreichen. Es steht also die Aufgabe an, Dogmen und Prinzipien zu überprüfen und gegebenenfalls zu erneuern.

Besonderheiten
Nachts im Bett nicht richtig warm werden sowie Hungerattacken, die mit Aggressionen und anschließenden Schwächegefühlen einhergehen, sind ein Hinweis auf den Bedarf an Natrium sulfuricum. Rohkost nach 18 Uhr wird schlecht verdaut und fördert die Gärung, besonders in Verbindung mit Süßem. Das fördert eine leichte Alkoholisierung und erhöht den Bedarf an diesem Biomineral.

Nr. 11 Silicea D12

Äußerliche Kennzeichen
Lachfältchen, die Antlitzdiagnostiker sehr uncharmant als Krähenfüße bezeichnen, und nicht wegwischbarer Glanz auf Nase und Stirn sind die ersten Zeichen eines Bedarfs an Nr. 11 Silicea D 12. Struppige Haare und Spliss, brüchige Nägel sowie Schwangerschaftsstreifen, perlmuttfarben schimmernde Haut (auch an den Händen und Armen) oder alternde Haut sind weitere Kennzeichen. In ausgeprägter Form zeigen sich tief in den Augenhöhlen liegende Augäpfel.

Allgemein Beschreibung des Biominerals
Silicea (Kieselsäure) ist in jeder Zelle des Körpers enthalten. Es ist Bestandteil von Bindegewebe, Oberhaut, Schleimhaut, Haaren, Nägeln, Knochen und Nerven. Es gibt diesen Geweben Festigkeit und Widerstandsfähigkeit und verhindert die übermäßige Anhäufung von Stoffwechselschlacken. Stärker konzentriert ist Silicea in Lunge, Gefäßen und Lymphe zu finden.

Nr. 11 Silicea D12 wirkt auf die Leitfähigkeit der Nervenbahnen und macht uns unempfindlicher gegenüber jedweder Art von Reizen. Daher sollte dieses Mineral vorbeugend in Zeiten besonderer Anforderungen eingenommen werden.

Gibt es am Gewebe sichtbare Alterungsprozesse, wie Runzeln der Haut, ist dies ein Hinweis auf einen Silicea-Mangel. Erfolgreich wird dieses Funktionssalz zur Schweißregulation, vor allem bei stinkendem Fußschweiß, zur Steigerung der Widerstandskraft sowie zur Unterstützung von Haut, Haar und Nägeln eingesetzt. Dr. Schüßler verwendete es zur Eiterbehandlung in Kombination mit Nr. 9 Natrium phosphoricum D6. Auch bei der Behandlung von Überbeinen, Organverschiebungen, wie Absenkung der Blase, Gebärmutter, Arterienverkalkung, Furunkeln, Blutergüssen, Gerstenkörnern und chronischen Gliederschmerzen leistet Nr. 11 Silicea D12 wertvolle Hilfe. Genau wie Nr. 9 Natrium phosphoricum ist Silicea ein Mittel, das über einen sehr langen Zeitraum eingenommen werden muss, um die Depots wieder zu füllen.

Um den Fluss der Lymphe zu unterstützen, ist zusätzlich eine tiefe Bauchatmung wichtig. In den Lymphbahnen fließt mehr Flüssigkeit als in den Blutgefäßen. Blut wird durch die Pumpfunktion des Herzens weitertransportiert. Die Lymphbahnen haben keine solche Unterstützung. Durch die tiefe Bauchatmung wird die Hauptlymphbahn im Brustraum aktiviert und die Lymphflüssigkeit kommt in Bewegung. Auf diese einfache Art lassen sich geschwollene Beine und Finger »behandeln«.

Besondere Anwendung in Schwangerschaft, Wochenbett und für das Kind

Silicea strafft unter anderem die Haut und reinigt das Bindegewebe. Somit unterstützt das Mineral die Elastizität der Haut, die durch die Dehnung nach einer Schwangerschaft häufig schlaff ist. Nr. 11 Silicea D12 kann auch als Salbe kosmetisch, z. B. zur Straffung des Bindegewebes, eingesetzt werden. In diesem Fall den Bauch schon von Beginn der Schwangerschaft an 3 x täglich einreiben.

Psychische Zeichen des Mineralbedarfs

Der Silicea-Mangel zeigt sich psychisch auf vielfältige Weise. Er kann durch schlechte Belastbarkeit, fixe Ideen, Grübeln oder Schreckhaftigkeit ebenso zum Ausdruck kommen wie durch Lärmempfindlichkeit, Eigensinn oder Konzentrationsmangel mit Gedächtnisschwäche. Bei Wortfindungsstörungen hilft häufig schon eine einmalige Einnahme von 15 Pastillen.

Seelisch-geistiger Hintergrund

Betroffene mit Silicea-Mangel neigen dazu, sich zu verausgaben und Raubbau an ihren Kräften zu betreiben, ohne sich Schwächen einzugestehen. Erkennen sie jedoch ihre Schwächen an, geben sie anderen die Möglichkeit, sie in diesen Bereichen zu unterstützen und zu beschenken. So lernen sie auch, etwas anzunehmen, wodurch sie selbst Hilfe erfahren. Die eigenen Stärken können dort angeboten werden, wo sie andere unterstützen. Wenn jeder Mensch seine Kräfte in dem Bereich einsetzt, in dem seine Fähigkeiten am besten zur Geltung kommen, motiviert er damit andere, das Gleiche zu tun. So kann im Ergebnis weit über die Möglichkeiten des Einzelnen hinausgegangen werden.

Übertriebenes Harmoniebedürfnis und unklare Grenzen verbrauchen viel Silicea. Um langfristig den Bedarf zu senken, müssen klare Grenzen gezogen und die Konsequenzen bereitwillig getragen werden. Der Mangel an Silicea macht sich durch eine gewisse Wankelmütigkeit bemerkbar. Die betreffenden Menschen wollen sich nicht festlegen. Verantwortung zu übernehmen, vor allem bis in die letzte Konsequenz, fällt ihnen sehr schwer. Es besteht die Neigung, den Dingen ihren Lauf zu lassen und lieber anderen die Schuld zu geben, als sie bei sich selbst zu suchen.

Personen mit einem Mangel an Silicea zeigen auch eine Schwäche im Bereich der Kommunikation. Es geht nicht darum, möglichst vielen Zuhörern sein Leid zu klagen, sondern darum, mit Hilfe anderer Menschen Wege aus dem Leid zu finden, beispielsweise durch Trost, Stärkung, Heiterkeit oder neue Ideen.

Besonderheiten

Plötzliche auftretende Leistungseinbrüche während des Tages, Wortfindungsstörungen oder Sichverschlucken sind Zeichen für akuten Bedarf an Nr. 11 Silicea D12. Säure bindet Silicea. Daher verstärken alle Säurebildner – wie Kaffee, Alkohol, Fleisch oder Zucker – den Bedarf.

Nr. 12 Calcium sulfuricum D6

Äußerliche Kennzeichen

Fehlt Nr. 12 Calcium sulfuricum D6, erkennt man das im Gesicht entweder an einem durchscheinenden Alabasterton der Haut (die Haut wirkt transparent weiß) oder durch ein »verlebtes« Aussehen. Das Gesicht wirkt in diesem Fall gräulichbraun, müde und spannungslos.

Allgemeine Beschreibung des Biominerals

Nr. 12 Calcium sulfuricum D6 ist ein Katalysator, denn es beschleunigt festgefahrene Prozesse – und das auf allen Ebenen. Es erhöht deutlich die Bereitschaft der Zelle, sich für Nährstoffe zu öffnen. Auf der körperlichen Ebene hält Calcium sulfuricum Flüssigkeit vor zu raschem Ein- und Austreten ins bzw. aus dem Gewebe zurück. Durch seine katalytische Wirkung sollte es in Ihrer Mineralmischung nicht fehlen. 12 bis 15 Pastillen pro Tag helfen den anderen Biomineralien dabei, die Zellmembran leichter zu passieren.

Dieses Biomineral ist in allen Schleimhäuten enthalten (Augen, Blase, Nase und Nebenhöhlen, Mund, Kehle, Speiseröhre, Magen, Darm etc.). Des Weiteren löst es alte Strukturen und Vereiterungen, reinigt Lymphe und Schleimhäute. Man findet es hauptsächlich in Muskeln, Leber und Galle. Jedoch ist es auch für Gehirn, Milz, Eierstöcke und Hoden ein wichtiges Funktionssalz.

Nr. 12 Calcium sulfuricum D6 beschleunigt den Abfluss abgekapselter Prozesse (z. B. Abszesse, Blutergüsse, Eiterungen, Furunkel). Ferner wird es bei allen chronischen Erkrankungen wie Fistelbildung, Gicht, Arthritis, chronisch eitrigen Entzündungen der Nasennebenhöhlen, Mandelentzündung, Parodontitis, akutem und chronischem Rheumatismus sowie bei langwierigen Blasenerkrankungen eingesetzt. Wird es eingesetzt, um Vereiterungen aufzulösen, ist unbedingt darauf zu achten, dass der Eiter einen Abfluss hat. (Abgekapselte Vereiterungen werden besser mit Nr. 9 Natrium phosphoricum D6 und Nr. 11 Silicea D12 behandelt.) Gute Erfolge zeigt Nr. 12 Calcium sulfuricum D6 auch bei unerfülltem Kinderwunsch. In diesem Fall sollten beide Partner dieses Salz einnehmen.

Besondere Anwendung in Schwangerschaft, Wochenbett und für das Kind

Calcium sulfuricum dient dem ausgewogenen Verhältnis zwischen dem Ein- und Austritt von Flüssigkeit aus Organen und Geweben. Es bringt Dinge in Fluss, da es Blockaden auf allen Ebenen auflöst. Daher ist es das Salz, das bei jeder Art von Unschlüssigkeit oder des »auf der Stelle tretens« eingesetzt werden kann.

Dem Neugeborenen hilft es, in der neuen Welt anzukommen und die Begrenzungen seines kleinen Körpers besser zu akzeptieren. (Siehe »Startschwierigkeiten« S. 194)

Psychische Zeichen des Mineralbedarfs

Nr. 12 Calcium sulfuricum D6 ist ein Krisensalz. Eine Person mit einem hohen Mangel an diesem Mineralstoff fühlt sich häufig unverstanden und zurückgesetzt, was zu verstärktem Genuss von Alkohol und Nikotin sowie erhöhter Aggressionsbereitschaft führt. Insgesamt zeigt sich eine allgemeine Tendenz zu Abhängigkeit und Sucht, auch Abhängigkeit von anderen Menschen. Der Betroffene sucht Halt und in hohem Maß Anerkennung.

Seelisch-geistiger Hintergrund

Auch bei diesem Salz ist Abgrenzung ein wichtiges Thema. Der Mensch ist aufgefordert, seine Kräfte an der richtigen Stelle einzusetzen. Die Kräfte sollten nicht vergeudet werden. Dazu zählt hier auch das Vertrauen, beispielsweise in eine positive Zukunft. Hat man dieses Vertrauen, handelt man zielgerichtet. Man sieht die Schwierigkeiten des täglichen Lebens eher als Herausforderungen an, das eigene Potenzial zu leben. Wird dieses Potenzial voll genutzt, ist der Erfolg so gut wie vorprogrammiert. Kreative Fähigkeiten wie Malen, Zeichnen, handwerkliche Tätigkeiten, Basteln oder Schreiben sind dabei nicht außer Acht zu lassen.

»Wochenlang stand ich in den Startlöchern und keiner gab den Schuss ab.« »Ich habe das Gefühl, ich muss etwas ändern, ich weiß aber nicht, was.« Mit solchen Äußerungen kommen Calcium-sulfuricum-Patienten in die Praxis. Genau bei solchen Problemen hat sich die folgende 3-Wochen-Kur bewährt:

4 Tage lang je 6 Pastillen Nr. 12 Calcium sulfuricum, dann 3 Tage Pause. Das Ganze insgesamt 3 Wochen durchführen. Sie dürfen gespannt sein, welche Änderungen sich in Ihrem Leben einstellen werden!

Besonderheiten

Nr. 12 Calcium sulfuricum D6 ist das Mineral gegen Abhängigkeiten und Suchtverhalten (Nikotin, Alkohol, Eifersucht, Spielsucht, Drogen, Medikamente….) jeglicher Art, umgekehrt sind Abhängigkeiten aber auch bedarfssteigernde Faktoren. Auch zeigt jedes chronische Geschehen den Bedarf an diesem Biomineral.

Ergänzungsmittel

Vielleicht werden Sie jetzt sagen: »Es gibt doch nur 12 Schüßlersalze!?« Damit haben Sie völlig Recht. Meist erweist sich die Anwendung der Biomineralien 1 bis 12 durchaus als ausreichend. Die im Folgenden beschriebenen Mineralstoffe sind erst auf Grund verfeinerter Laboruntersuchungen bekannt geworden, da sie nur in sehr kleinen Mengen – manche sogar gar nicht – natürlicherweise im Körper vorkommen. Sie unterstützen die Wirkung der ersten 12 Biochemischen Salze.

Für Schwangerschaften haben sich beispielsweise einige der Ergänzungsmittel besonders bewährt. Darüber hinaus kann mit Hilfe der Ergänzungsmittel die Heilung oft einen entscheidenden Schritt vorangehen, wo herkömmliche Therapien ins Stocken geraten sind.

Da diese Mineralstoffe in der Literatur nicht so genau beschrieben sind und teilweise sogar noch als »umstritten« diskutiert werden, fallen die Beschreibungen kürzer aus. Es sind auch keine speziellen Einnahmeempfehlungen beigefügt. Sollten Sie sich bei einem oder mehreren Salzen angesprochen fühlen, nehmen Sie jeweils 9 Pastillen zu Ihrer individuellen Mischung hinzu.

In der einschlägigen Literatur (siehe Literaturverzeichnis) findet man hauptsächlich kurze Informationen über die Bereiche, in denen Heilerfolge erzielt wurden. In den folgenden Beschreibungen fließen auch Erfahrungen unterschiedlicher Therapeuten mit ein. Alle Heilerfolge wurden mit der D6-Verdünnung erzielt.

Nr. 13 Kalium arsenicum D6

Äußerliche Kennzeichen

Veränderungen der Haut, teilweise mit heftigem Juckreiz, sind die Zeichen von Nr. 13 Kalium arsenicum D6.

Allgemeine Beschreibung des Biominerals

Kalium arsenicum kommt in Nerven, Hirn, Haut, Leber, Muskeln und Geschlechtsorganen vor. Seine genaue Funktion wurde bisher nicht beschrieben, jedoch hat es eine hohe Affinität zur Haut und wird vor allem bei schwer beeinflussbaren Hautleiden eingesetzt. Besonders bei chronischen Beschwerden mit heftigem Juckreiz hat sich dieses Mineral bewährt.

Weitere Anwendungsgebiete sind Neuralgien, Lähmungen und andere Schwächezustände der Nerven, aber auch Erschöpfung mit Blutarmut und Abmagerungszeichen. Bei Blähungen mit anschließenden wässrigen Durchfällen, aber auch bei anderen Verdauungsbeschwerden, wie z. B. brennenden Magenschmerzen, hat sich Kalium arsenicum bewährt, außerdem bei Brennen im Hals oder Brennen und Taubheit der Zunge.

Besondere Anwendung in Schwangerschaft, Wochenbett und für das Kind

In Bezug auf die Schwangerschaft und das Neugeborene ist dieses Mineral wertvoll. Wie im Kapitel der Anwendung beschrieben wird dieses Mineral bei Juckreiz, wie er während der Gravidität immer wieder auftritt, eingesetzt. Für Säuglinge kann hier mit 2 Pastillen pro Tag Erleichterung bei Hautleiden (z. B. Neurodermitis, Säuglings-/Windeldermatitis) verschafft werden.

Psychische Zeichen des Mineralbedarfs

Kalium-arsenicum-Mangel zeigt sich durch Unruhe und dadurch, dass sich Betroffene ständig Sorgen machen. Außerdem neigen sie zu einem übertriebenen Ordnungssinn und sind unfähig, neue Strukturen anzunehmen. Durch Störungen in ihrer Routine sind sie schnell irritiert. Schon einen Fleck auf der Couch können sie nicht ertragen. Sie reagieren mit Aggressionen. Werden diese nicht als Hilferuf verstanden, tendieren sie dazu, abzustumpfen und sich mit Suizidgedanken zu beschäftigen.

Seelisch-geistiger Hintergrund

Der Bedarf an Nr. 13 Kalium arsenicum D6 zeigt sich durch fehlendes Vertrauen. Die Betroffenen neigen dazu, ständig alles kontrollieren zu wollen. Was sie nicht kontrollieren können, bereitet ihnen Angst. Durch Kontrolle halten sie ihre Balance. Angst ist auch der Motor, der sie vorantreibt. Wenn man sie fragt, wovor sie Angst haben, bekommt man zur Antwort: vor der Zukunft, um die Gesundheit, um die Familie, aber auch darum, von der Familie betrogen oder beraubt zu werden.

Besonderheiten

Die Beschwerden werden nachts schlimmer. Berührung oder plötzliche Geräusche lassen den Körper erzittern. Betroffene werden nie richtig warm, auch nicht im Sommer. Allerdings verbessern Regentage das Befinden.

Nr. 14 Kalium bromatum D6

Äußerliche Kennzeichen

Akne, auffallende Nervosität und große pulsierende Pupillen sind das äußere Kennzeichen eines Bedarfs an Nr. 14 Kalium bromatum D6.

Allgemeine Beschreibung des Biominerals

Nr. 14 Kalium bromatum D6 hat seinen stärksten Bezug zum Nervensystem, kommt aber auch in der Leber und der Schilddrüse vor. Generell wirkt dieses Mineral bei allen nervösen Organstörungen, besonders der Schilddrüse und des Atemtrakts (nervöses Asthma) sowie bei nervösen Sehstörungen. Das Biomineral wirkt allgemein beruhigend und hilft bei nervösen Schlafstörungen. Kinder, die schlecht einschlafen, reagieren besonders gut auf dieses Mineral. (In diesem Fall 1 bis 2 Pastillen kurz vor dem Schlafengehen einnehmen lassen, ggf. nach 20 Minuten noch einmal wiederholen.)

Nr. 14 Kalium bromatum D6 wird jedoch auch bei stark ausgeprägter Schläfrigkeit und starker Schwäche eingesetzt. Übersteigerte oder erloschene Libido sind weitere Bereiche, bei denen dieses Biomineral hilfreich ist. Gleichzeitig wirkt es entzündungshemmend an Haut und Schleimhaut. Daher wird es auch bei Ekzemen und Akne ergänzend eingesetzt.

Besondere Anwendung in Schwangerschaft, Wochenbett und für das Kind

Die Wirkung dieses Salzes ist über die nervliche Entspannung zu erklären. Die Organe arbeiten in entspanntem Zustand ausgeglichener, was sich auf den gesamten Hormonhaushalt auswirkt.

Wie oben beschrieben wirkt Nr. 14 Kalium bromatum allgemein beruhigend und hilft bei Schlafstörungen, die durch Nervosität hervorgerufen werden. Kinder, die schlecht einschlafen, reagieren besonders gut auf dieses Mineral. (In diesem Fall 1 bis 2 Pastillen kurz vor dem Schlafengehen einnehmen lassen, ggf. nach 20 Minuten noch einmal wiederholen.) Allerdings sollte das bei Neugeborenen nur in Ausnahmefällen eingesetzt werden, da ein 4-Stunden-Rhythmus normal ist. Nr. 14 Kalium bromatum D6 wird jedoch auch bei stark ausgeprägter Schläfrigkeit und starker Schwäche eingesetzt, die sich durch den unterbrochenen Schlafrhythmus ergeben.

Besonders nach der Schwangerschaft ist das Sexualleben der jungen Eltern durch unterschiedlichste Faktoren gestört. Übersteigerte oder erloschene Libido sind weitere Bereiche, bei denen dieses Biomineral hilfreich ist.

Psychische Zeichen des Mineralbedarfs

Die Hauptwirkung von Nr. 14 Kalium bromatum D6 ist die Beruhigung bei psychischer Erregung, gleichzeitig aber auch die Stimulation bei psychischer Erschöpfung. Melancholie, Gedächtnisverlust, Wahnvorstellungen, religiöse Depressionen sowie Einbildung von Verschwörungen gegen die eigene Person sind weitere Hinweise, dass dieses Funktionssalz verabreicht werden sollte.

Seelisch-geistiger Hintergrund

Der Kalium-bromatum-Typ hat feste Weltanschauungen, die jedoch durch drohende Gefahren leicht ins Wanken geraten können. Mit dieser Einstellung könnte man ihn als »Wendehals« bezeichnen. Was gerade noch voller Überzeugung vertreten wurde, hat im nächsten Moment schon keine Gültigkeit mehr. Dieser Mensch erschafft seine Wahrheit jede Minute neu. Das macht ihn für seine Umwelt schwierig. Auch er selbst ist hin und her gerissen zwischen den eigenen Ansprüchen, den Bedürfnissen des Körpers und der Realität.

Besonderheiten

Verdauungsbeschwerden gehen meist mit starkem Durst einher. Nr. 14 Kalium bromatum D6 kann hier helfen. Ebenso kann es eine erloschene Libido anregen.

Nr. 15 Kalium jodatum D6

Äußerliche Kennzeichen

Der Bedarf an Nr. 15 Kalium jodatum D6 macht sich durch ein Kloßgefühl im Hals bemerkbar. Der Hals erscheint druckempfindlich und der Betroffene klagt über ständiges Räuspern. Im fortgeschrittenen Stadium zeigt sich eine Verdickung direkt unterhalb und/oder leicht seitlich des Kehlkopfes.

Allgemeine Beschreibung des Biominerals

Kalium jodatum ist wegen seiner Jodkomponente ein wichtiges Salz zum Ausgleich der Schilddrüse. Es kann bei Über- und Unterfunktion eingesetzt werden. Dieses biochemische Salz beeinflusst die Blutzusammensetzung, reguliert den Blutdruck, dient der Anregung der Gehirn- und Herztätigkeit. Es reguliert zudem Stoffwechsel und Verdauung. Darüber hinaus wird es bei rheumatischen Gelenkschwellungen, pochendem Kopfschmerz sowie Schmerzen in Kreuz- und Steißbein eingesetzt.

Besondere Anwendung in Schwangerschaft, Wochenbett und für das Kind

Nr. 15 Kalium jodatum D6 ist ein nützliches Ergänzungssalz, da es die Schilddrüse in Balance bringt. Es reguliert die Verdauung, die während der Schwangerschaft immer mal wieder ins Stocken gerät. Bei Kreuz- und Rückenschmerzen hat sich das Biomineral in der Schwangerschaft ebenfalls bewährt.

Psychische Zeichen des Mineralbedarfs

Starke Erregbarkeit, aber auch weinerliche und depressive Verstimmungen sowie die klassische Novemberdepression sind Hinweise auf einen Bedarf an Kalium jodatum. Die starke Erregbarkeit kann sich bis zur Aggression steigern und sich vor allem gegen die Familie oder Freunde richten. Mitunter geben die Betroffenen jede Zurückhaltung auf und werden ausfallend.

Seelisch-geistiger Hintergrund

Kalium-jodatum-Menschen folgen sehr hohen Idealen. Sie haben keine Mühe, für eine Idee, eine Partei oder für die Sache des Partners einzustehen. Der seelische Aspekt des Kalium-jodatum-Mangels sind ständige Zweifel, die durch eine tiefe Verletzung ausgelöst wurden. Wenn diese Menschen in ihrem Weltbild hinterfragt werden, steigt der Bedarf. Sie fühlen sich im Konfliktfall von ihren Liebsten verraten. Um das zu überspielen, stehen sie steil aufrecht und sind so nervös, dass sie sich immer beschäftigen müssen.

Besonderheiten
Ein Hinweis auf den Bedarf an Kalium jodatum sind Beschwerden, die sich durch Nässe und Kälte verschlechtern. Rollkragenpullover werden als unangenehm empfunden.

Nr. 16 Lithium chloratum D6

Äußerliche Kennzeichen
Für Nr. 16 Lithium chloratum D6 sind keine äußerlichen Hinweise bekannt.

Allgemeine Beschreibung des Biominerals
Lithium chloratum findet seine Anwendung vor allem im Bereich des rheumatischen Formenkreises, wie z. B. bei Gicht und Schädigungen durch Cortisongaben. Bei entzündlichen Erkrankungen der ableitenden Harnwege hat sich dieses Mittel auch als »Eisbrecher« bewährt, wenn herkömmliche Methoden nicht die gewünschten Erfolge brachten. Ein weiterer Bereich, in dem dieses Biomineral indiziert ist, sind Erschöpfung und schwere nervliche Belastung, außerdem: Schwindel, Völlegefühl im Kopf, Migräne, verschwommenes Sehen, Ohrenklingen, Muskelschwäche und Kräfteverfall.

Lithium chloratum ist bisher nicht weiter erforscht. Es scheint am Eiweißbildungsstoffwechsel beteiligt zu sein und hat vermutlich positive Auswirkungen auf das Immunsystem.

Besondere Anwendung in Schwangerschaft, Wochenbett und für das Kind
Nr. 16 Lithium chloratum D6 wird, wie oben bereits beschrieben, bei Erschöpfung, schwerer nervlicher Belastung und Kräfteverfall eingesetzt. Es kann ganz allgemein auch zur Entsäuerung des Organismus herangezogen werden.

Psychische Zeichen des Mineralbedarfs
»Himmelhoch jauchzend – zu Tode betrübt« beschreibt die Psyche des Lithium-chloratum-Typs am besten. Der Betroffene weint und beklagt seine Lage. Mit diesem Mittel können die extremen Stimmungsschwankungen gemindert werden. Auffällig ist hier auch das schlechte Namensgedächtnis.

Seelisch-geistiger Hintergrund
Die seelischen Auswirkungen ähneln denen von Nr. 8 Natrium chloratum D6 (siehe Seite 68).

Besonderheiten
Betroffene vermeiden feste Bindungen.

Nr. 17 Manganum sulfuricum D6

Äußerliche Kennzeichen
Die Zeichen sind von denen bei Nr. 3 Ferrum phosphoricum D12 nicht zu unterscheiden. Beide Mineralien ergänzen sich. Nr. 17 Manganum sulfuricum D6 fördert die Aufnahme von Eisen im Körper.

Allgemeine Beschreibung des Biominerals
Manganum sulfuricum dient als Enzymaktivator für den Kohlenhydrat-, Cholesterin- und Eiweißstoffwechsel. Mangan ist

wichtiger Bestandteil der Mitochondrien (kleine »Kraftwerke« der Zelle) und dient dort der Energiegewinnung in der Zelle. Es regt so den Stoffwechsel an.

Bei allen Einsatzgebieten von Nr. 3 Ferrum phosphoricum D12 kann Nr. 17 Manganum sulfuricum D6 als »Verstärker« eingesetzt werden. Es hat ferner einen Bezug zum Stütz- und Bewegungsapparat, zu den Atemwegen und zur Leber.

Darüber hinaus kann dieses Mineral bei Sterilität, Allergieneigung, Funktionsstörungen der Leber und Neigung zu Knochenmissbildungen eingesetzt werden. Es unterstützt die Blutbildung bei Anämie und wirkt gegen Erschöpfungszustände sowie gegen Herz-Kreislauf-Beschwerden. Die Betroffenen zeigen einen taumelnden Gang und die Neigung, nach vorn zu fallen. Mildernd wirkt es bei Schmerzzuständen und rheumatischen Beschwerden. Auf 10 Pastillen Nr. 3 Ferrum phosphoricum D12 sollte 1 Pastille Nr. 17 Manganum sulfuricum D6 verabreicht werden.

Besondere Anwendung in Schwangerschaft, Wochenbett und für das Kind

Zusätzlich zu Nr. 3 Ferrum phosphoricum D12 kann dieses Mineral mit 6 Pastillen täglich zur Verbesserung des Blutfarbstoffgehaltes beitragen. In den ersten Wochen der Schwangerschaft und des Lebens des neuen Erdenbürgers unterstützt Nr. 17 Manganum sulfuricum D6 die Knochenbildung.

Psychische Zeichen des Mineralbedarfs

Der Bedarf an Nr. 17 Manganum sulfuricum D6 zeigt sich durch unwillkürliches Lachen oder Weinen. Die Betroffenen neigen zu Spott und Sarkasmus. Sie entwickeln starke Hassgefühle, verabscheuen fröhliche Musik und stöhnen, ächzen und wimmern viel.

Seelisch-geistiger Hintergrund

Der Mangel an Manganum sulfuricum ist ein Ausdruck von Geltungsdrang, mit dem gleichzeitigen Gefühl, unterdrückt zu werden. Der Betroffene sehnt sich nach Macht, die er aber nicht hat. Daraus ergeben sich Hassgefühle. Kinder (auch erwachsene Kinder) dominanter Eltern haben häufig das Gefühl, nicht gegen die Eltern anzukommen und fühlen sich machtlos, tyrannisiert und gequält. Ihre Hassgefühle und Rachegedanken richten sich jedoch gegen sich selbst. Diese Menschen haben immer das Gefühl, mehr leisten zu müssen, um anerkannt zu werden.

Besonderheiten

Der Körper schmerzt bei Berührung. Traurige Musik bessert das Befinden. Bei feuchtem Wetter wirkt der Körper wie taub.

Nr. 18 Calcium sulfuratum D6

Äußerliche Kennzeichen

Hartnäckige Hautausschläge und Vereiterungen (ähnlich wie bei Nr. 12 Calcium sulfuricum D6) sind äußere Zeichen für den Bedarf an Nr. 18 Calcium sulfuratum D6.

Allgemeine Beschreibung des Biominerals

Über dieses Mittel ist recht wenig bekannt. Es wird bisher bei Gewichtsverlust trotz Heißhunger und bei Erschöpfung eingesetzt. In der weiteren Anwendung ist dieses Salz Nr. 12 Calcium sulfuricum D6 sehr ähnlich. Einzig der Schwefelgehalt ist höher, was den ausleitenden Effekt noch verstärkt. Einsatzgebiete sind: hartnäckige, eitrige und schwer heilende Hautausschläge sowie Vergiftungen. Bei Milchschorf kann Nr. 18 Calcium sulfuratum D6 die Wirkung des üblicherweise eingesetzten Nr. 2 Calcium phosphoricum D6 noch verstärken.

Besondere Anwendung in Schwangerschaft, Wochenbett und für das Kind

Nr. 18 Calcium sulfuratum D6 kann beim Kind gegen Milchschorf mit 1 Pastille täglich verabreicht werden. Für die Mutter ist es ein weiteres Mineral gegen Erschöpfung und bei hartnäckigen Hautausschlägen.

Wegen der zu erwartenden starken Entgiftungsreaktion sollte dieses Mineral nur in besonders hartnäckigen Fällen während der Schwangerschaft und Stillzeit eingenommen werden.

Psychische Zeichen des Mineralbedarfs

Ein Bedarf an Nr. 18 Calcium sulfuratum zeigt sich durch Größenwahn und, bei Nichterreichen der großen Ideen, durch tiefen Absturz in Melancholie und Erschöpfung.

Seelisch-geistiger Hintergrund

Auf der seelischen Ebene ist Calcium sulfuratum das Mineral der übertrieben Ehrgeizigen. Sie steigen wie Phönix aus der Asche, sind extrem aktiv in dem festen Glauben, jetzt aus dem Tal heraus zu sein. Doch dann geht ihnen mitten auf dem Weg nach oben die Luft aus und sie brechen wieder ein. Dieses Scheitern ist für sie nur schwer zu akzeptieren. Sie sammeln in der Phase der Melancholie neue Kraft für den nächsten Anlauf. Wer sich von dieser Beschreibung angesprochen fühlt, sollte über den Satz »ein gutes Pferd springt nicht weiter, als es muss« nachdenken und in seinem Alltag mehr danach handeln.

Besonderheiten

Da das Mineral noch nicht so umfangreich erforscht ist, sind keine Besonderheiten zu nennen.

Nr. 19 Cuprum arsenicosum D6

Äußerliche Kennzeichen

Die Zunge wirkt schmutzig und ist dick braun belegt. Der Urin riecht knoblauchartig.

Allgemeine Beschreibung des Biominerals

Cuprum (Kupfer) ist ein Spurenelement. Im Stoffwechsel ist es Bestandteil der Oxidasen (Enzyme). Nr. 19 Cuprum arsenicosum D6 wurde von Dr. Schüßler gegen Kopfschmerz eingesetzt, der mit der »heißen 7« nicht zu behandeln war, außerdem nächtliche Wadenkrämpfe, die durch Herumlaufen besser werden. Auch bei Ischiasbeschwerden, Hexenschuss, Neuralgien, Krampf- und Ohnmachtsanfällen sowie bei Koliken (Galle, Niere, Darm und Magen) zeigte es seine Wirkung. Für Sportler ist es wegen seiner krampflösenden Eigenschaften ein interessantes Mineral. Schwangeren kann bei Schwangerschaftserbrechen durch dieses Salz Linderung verschafft werden.

Besondere Anwendung in Schwangerschaft, Wochenbett und für das Kind

Alle biologischen Systeme benötigen dieses Mineral. Dieses Spurenelement sollte in einer Dosis von 6 bis 9 Pastillen täglich während der gesamten Zeit zugeführt werden, um Symptomen wie Erbrechen, Wadenkrämpfen oder Hexenschuss vorzubeugen.

Psychische Zeichen des Mineralbedarfs

Der Bedarf an Nr. 19 Cuprum arsenicosum D6 zeigt sich durch das »wie aus dem Nichts« auftauchende Gefühl, sich verteidigen zu müssen.

Seelisch-geistiger Hintergrund

Das Mineral zeigt auf der geistigen Ebene die Fixierung auf Vorschriften und die Suche nach Autorität. Vorgaben wie beispielsweise Kleiderordnungen oder Verhaltensregeln werden peinlich genau eingehalten. Die vom Mangel Betroffenen versuchen so, sich in die Rollen ihrer Vorbilder (oft fernöstliche Krieger) hineinzuleben. Betroffene haben immer Angst vor Gefahren oder Unglück.

Besonderheiten
Beschwerden, die durch einen Bedarf an Nr. 19 Cuprum arsenicosum D6 ausgelöst werden, verbessern sich, wenn kaltes Wasser getrunken wird, verschlechtern sich hingegen durch Berührung und nachts.

Nr. 20 Kalium aluminium sulfuricum D6

Äußerliche Kennzeichen
Für Nr. 20 Kalium aluminium sulfuricum D6 sind keine äußeren Kennzeichen bekannt.

Allgemeine Beschreibung des Biominerals
Nr. 20 Kalium aluminium sulfuricum D6 ist auch als Alaun bekannt. Männer verwenden es zur Behandlung kleinerer Schnittverletzungen nach dem Rasieren. Es beschleunigt die Blutgerinnung. Streng genommen ist es kein Biomineral, da es natürlicherweise im Körper nicht vorkommt.

Wie viele der Ergänzungsmittel hat auch Nr. 20 Kalium aluminium sulfuricum D6 einen Bezug zum vegetativen Nervensystem. Erschöpfungszustände, aber auch Magen-, Darm- und Blähungskoliken, Durchfälle und andere Schleimhautreizungen sind Indikationen für dieses Mittel. Bei Schwindelgefühlen, starkem nächtlichem Schwitzen, Blasenschwäche und anderen vegetativ beeinflussten Funktionsstörungen sollte ebenfalls an Kalium aluminium sulfuricum gedacht werden.

Besondere Anwendung in Schwangerschaft, Wochenbett und für das Kind
Dieses Mineral eignet sich besonders für die Zeit nach der Geburt. Frauen klagen nach Entbindungen häufig über Blasenschwäche. Hier hilft Nr. 20 Kalium aluminium sulfuricum D6 ebenso gut wie in der Rekonvaleszenzzeit. Durch seine Wirkung auf die Gerinnung hilft es bei der Abheilung der Wunde, die durch die Ablösung der Plazenta in der Gebärmutter entstanden ist.

Psychische Zeichen des Mineralbedarfs
Betroffene wirken unterdrückt, gehen aber in dieser Rolle auf. Sie haben dabei jedoch immer das Gefühl, kein eigenes Ich zu besitzen.

Seelisch-geistiger Hintergrund
Der Bedarf an Kalium aluminium sulfuricum zeigt sich seelisch durch die Angst vor Individualitäts- und Identitätsverlust. Das Schlimmste, was sich ein Betroffener vorstellen kann, ist der Verlust der Willenskraft und der Kontrolle über seinen Körper.

Besonderheiten
Zu diesem Mittel sind keine Besonderheiten bekannt.

Nr. 21 Zincum chloratum D6

Äußerliche Kennzeichen
Der Bedarf an Nr. 21 Zincum chloratum D6 zeigt sich ähnlich wie bei Nr. 10 Natrium sulfuricum D6 durch sanfte Schmetterlingsröte im Gesicht, die sich über Wangen und Nase erstreckt. Die Nase ist nach dem Essen stärker gerötet.

Allgemeine Beschreibung des Biominerals

Die Wirkung von Zincum chloratum betrifft vor allem Gehirn und Nerven. Menschen mit gereiztem Nervenkostüm, das sich in unruhigen Beinen, Juckreiz, Konzentrationsschwäche oder allgemeiner Mattigkeit zeigt, sollten dieses Biomineral einnehmen. Ebenso wird es eingesetzt bei Haarausfall, mangelnder Reifung der Geschlechtsorgane und zur Stimulation des Immunsystems.

Besondere Anwendung in Schwangerschaft, Wochenbett und für das Kind

Unter Haarausfall, Juckreiz und unruhigen Beinen leiden viele junge Mütter. Zum einen ist es ein Hinweis auf die erneute Umstellung des Stoffwechsels, zum anderen zeigt es den gesteigerten Bedarf an Nr. 21 Zincum chloratum D6.

Psychische Zeichen des Mineralbedarfs

Menschen mit Zincum-chloratum-Bedarf reagieren auf Konflikte reizbar und verzagt. Sie wirken oft unruhig.

Seelisch-geistiger Hintergrund

Der Bedarf an Nr. 21 Zincum chloratum D6 zeigt sich in Schuldgefühlen, die so weit gehen können, dass der Betroffene den Eindruck hat, er hätte ein Verbrechen begangen und werde von Behörden verfolgt. Dieses Mittel wird eingesetzt, wenn sich ein Mensch mit Schuldgefühlen quält, die für Außenstehende meist nicht der Rede wert erscheinen.

Der Zincum-chloratum-Typ legt großen Wert auf seine öffentliche Wirkung und fürchtet nichts mehr als eine Blamage, z. B. durch unkorrekte Kleidung. Geld ist (zur inneren Wertsteigerung) für ihn sehr wichtig.

Besonderheiten

Zu diesem Salz sind keine Besonderheiten bekannt.

Nr. 22 Calcium carbonicum D6

Äußerliche Kennzeichen

Menschen, die einen besonders hohen Bedarf an Nr. 22 Calcium carbonicum D6 zeigen, wirken vom Körperbau her untersetzt und werden auch als Pykniker bezeichnet. Die Haut scheint gedunsen. An den Augen zeigt sich ein so genanntes »Herzkäppchen«: Eine dünne Hautfalte zieht sich diagonal von der Mitte des Auges zum Unterrand des äußeren Augenwinkels. Das Auge erscheint im Umriss dreieckig. Das Herzkäppchen zeigt sich besonders bei älteren und bei Menschen, die sich dauerhaft überfordern.

Allgemeine Beschreibung des Biominerals

Auch Calcium carbonicum gehört streng genommen nicht zu den Biomineralen, denn es kommt in dieser Form nicht im Körper vor. Jedoch braucht der Körper dieses kohlensaure Calcium, um für den Calciumstoffwechsel freie Calciumionen zur Verfügung zu haben. Diese unterstützen das Wachstum von Zähnen und Knochen. Haut und Schleimhäute werden bei Entzündungen geschützt. Kalzium lindert die Impulsübertragung von Muskeln und Nerven und stabilisiert die Zellmembran.

Wie alle Calciumverbindungen kommt auch Calcium carbonicum vorwiegend in den härteren Teilen des Körpers vor. So findet man z. B. hohe Konzentrationen dieses Salzes an den Köpfen der Oberschenkelknochen. Fehlt es, so kommt es zur schnellen Alterung (auch bei Kindern). Es ist ein Mineral, das sich nur langsam aufbaut, jedoch sehr nachhaltig wirkt. Daher wird Nr. 22 Calcium carbonicum D6 bei chronischen Prozessen gern unterstützend eingesetzt.

Besondere Anwendung in Schwangerschaft, Wochenbett und für das Kind

Der Bedarf an Calcium carbonicum zeigt sich durch eine verzögerte Rekonvaleszenz. Wer sich nur langsam von den Strapazen der Schwangerschaft und der Geburt erholt, sollte für mindestens 8 Wochen zusammen mit der Nr. 2 Calcium phosphoricum D6 15 Pastillen Nr. 22 Calcium carbonicum D6 einnehmen.

Psychische Zeichen des Mineralbedarfs

Ein Calcium-carbonicum-Mangel zeigt sich auf der psychischen Ebene z. B. durch Niedergeschlagenheit und Vergesslichkeit. Besonders in Krisen treten diese Zeichen auf. Betroffene neigen dann dazu, stereotype Bewegungen zu machen, also z. B. Streichhölzer zu knicken, Zettel mit Mustern zu bemalen. Der Schlaf ist nicht erholsam. Es wird lebhaft über eine drohende Gefahr geträumt. Die Betroffenen haben Angst vor Elend, Katastrophen und vor Krankheiten und folgen den Anweisungen des Arztes peinlich genau. Sie neigen außerdem zu Argwohn und sind misstrauisch, wenn andere sie anschauen.

Seelisch-geistiger Hintergrund

Menschen mit dauerhaftem Calcium-carbonicum-Mangel neigen dazu, sich selbst zu wenig ernst zu nehmen, und sie vergessen, sich selbst zu achten. Sie definieren sich häufig über ihren Partner oder ihre Arbeit. Ein Bedarf an diesem Mineral zeigt sich auf der seelischen Ebene durch ein starkes Schutzbedürfnis. Sicherheit ist diesen Menschen das Wichtigste. Lebensveränderungen wie die Geburt des Kindes, Umzüge oder Wechsel der beruflichen Stellung versetzen sie in Angst.

Besonderheiten

Ihnen gelüstet nach extravaganten Speisekombinationen? Sie haben Heißhunger auf Eier oder Speiseeis? Das sind nicht nur Zeichen der Schwangerschaft, sondern auch Zeichen des Calcium-carbonicum-Bedarfs. Der Mangel zeigt sich z. B. auch durch eine Abneigung gegen Bewegung, aber auch durch Schwindelgefühle in großen Höhen. Wärme verbessert die Beschwerden.

Nr. 23 Natrium bicarbonicum D6

Äußerliche Kennzeichen

Ein Mangel an Nr. 23 Natrium bicarbonicum D6 zeigt sich im Gesicht durch wasserblaue Augen. Die Iris ist mit weißen Auflagerungen belegt. Die Betroffenen wirken blass mit blauen Ringen um die Augen. Oft leiden sie unter fauligem Atem.

Allgemeine Beschreibung des Biominerals

Als Natron war es schon zu Omas Zeiten ein altes Hausmittel gegen Übersäuerung des Magens. Natrium bicarbonicum lindert Sodbrennen und puffert die Salzsäure im Magen ab. Nr. 23 Natrium bicarbonicum D6 ist das wichtigste Mittel bei allgemeiner Übersäuerung. Da ein Mangel an Nr. 9 Natrium phosphoricum D6 und Nr. 10 Natrium sulfuricum D6 eine Übersäuerung anzeigen, kann hier auch Nr. 23 Natrium bicarbonicum D6 eingesetzt werden. Bei allen Erkrankungen, deren Ursache in der Übersäuerung des Körpers zu suchen ist (wie chronische Entzündungen, Rheuma, Gicht usw.), sollte Nr. 23 Natrium bicarbonicum D6 verabreicht werden. Da dieses Salz die Bauchspeicheldrüse positiv beeinflusst, ist es zusätzlich zur herkömmlichen Therapie mit der Nr. 10 zu verordnen. Auch dieses Mineral kann bei Schwangerschaftserbrechen eingesetzt werden.

Besondere Anwendung in Schwangerschaft, Wochenbett und für das Kind

Übersäuerung ist bei der Entwicklung von Störungen im Körper bei Mutter und Kind zu einem sehr großen Prozentsatz die Ursache. Nr. 23 Natrium bicarbonicum D6 aktiviert den Stoffwechsel und bringt besonders die harnpflichtigen Substanzen zur Ausscheidung, wodurch der Organismus entlastet wird. Dieses Nährsalz hat auch auf die Bauchspeicheldrüse eine positive Wirkung. Es ist dort an der Bildung von Verdauungssäften beteiligt.

Psychische Zeichen des Mineralbedarfs

Der Natrium-bicarbonicum-Bedarf zeigt sich deutlich in Ablehnung gegenüber bestimmten Menschen, durch unklare Ängste und Melancholie, die jedoch nur auftreten, wenn der Betroffene unterfordert ist. Eigentlich ist es ein Ausdruck von Langeweile und fehlendem Selbstvertrauen. Musik bringt betroffene Menschen zum Weinen.

Seelisch-geistiger Hintergrund

Der Natrium-bicarbonicum-Typ hat feste Prinzipien, denen er folgt. Er sucht den Partner fürs Leben. Sollte die Beziehung in die Brüche gehen, leidet er sehr. Dieses Mineral hilft dabei, sich nicht in Arbeit zu flüchten, um seine Gefühle zu verdrängen, sondern sie stattdessen wahrzunehmen und zu durchleben.

Besonderheiten

Bewegung verbessert das Befinden. Sonneneinstrahlung, Gewitter oder Zugluft verschlechtern die Beschwerden. Säurebildner wie Schweinefleisch, Kaffee, Alkohol und zuckerhaltige Speisen und Getränke sind zu meiden.

Nr. 24 Arsenicum jodatum D6

Äußerliche Kennzeichen

Ausscheidungen, die auf einen Mangel an Nr. 24 Arsenicum jodatum D6 zurückgehen, sind ätzend und reizen die Haut, mit der sie in Berührung kommen. Heuschnupfenzeichen wie gerötete, juckende Augen weisen auf den erhöhten Bedarf hin. Bei Männern kann es zu Bartekzemen kommen.

Allgemeine Beschreibung des Biominerals

Arsenicum jodatum wird bei Allergien eingesetzt, denn die Wirkung bezieht sich vor allem auf die serösen Häute der Lunge und des Rachenringes (Mandeln, Kehlkopf) sowie die Haut. So ist dieses Mineral bei Heuschnupfen, Neurodermitis, chronischer Bronchitis und allergischem Asthma äußerst hilfreich. Bei Ekzemen und Akne sowie bei Schwäche- und Ohnmachtsanfällen wird es ebenfalls erfolgreich angewendet. Arsenicum jodatum wird in der Literatur als das Hauptmittel gegen Tuberkulose beschrieben.

Besondere Anwendung in Schwangerschaft, Wochenbett und für das Kind
Während der Schwangerschaft kann Nr. 24 Arsenicum jodatum D6 zur Balance des niedrigen Blutdrucks verabreicht werden. Bei Heuschnupfen und Neurodermitis eignet sich dieses Mineral für Mutter und Kind gleichermaßen.

Psychische Zeichen des Mineralbedarfs
Arsenicum jodatum ist das Mittel der physischen Angst. Hände und Füße fühlen sich in einem solchen Fall häufig »wie eingeschlafen« an. Betroffene lehnen es ab zu reden und antworten nicht auf Fragen. Sie wirken ruhelos. Für hyperaktive Kinder ist dieses Mineral ebenfalls geeignet.

Seelisch-geistiger Hintergrund
Menschen mit einem Bedarf an Nr. 24 Arsenicum jodatum D6 fühlen sich gottverlassen, enttäuscht und betrogen.

Besonderheiten
Besonderheiten zu diesem Mineral sind nicht bekannt.

Wirkung und Einnahme der Biomineralsalze

Was unterscheidet biochemische und grobmolekulare Mineralien?

Worin besteht der Unterschied zwischen Mineralien – wie Calcium oder Magnesium – aus der Drogerie und biochemischen Salzen? Stellen Sie sich vor, Sie möchten ein Haus bauen. Für dieses Haus benötigen Sie Steine. Da bei der Bestellung die Eigenschaften nicht weiter differenziert wurden, erhalten Sie Steinblöcke, wie sie für den Pyramidenbau benötigt worden wären. Um die Steine passend zu machen, müssen Sie zusätzliche Energie aufbringen, mit der Sie diese großen Blöcke in verwendbare Teile zerlegen. Fehlt Ihnen allerdings die Energie zum Zerteilen, bleiben die großen Blöcke zunächst unbearbeitet liegen, und Sie müssen sich beim Arbeiten immer um diese Blöcke herumbewegen. Wird Ihnen hingegen die richtige Steingröße geliefert, kann die weitere Verarbeitung sofort beginnen. Sie brauchen keine zusätzliche Energie und Ihr Haus ist schneller fertig.

Entsprechend diesem Bild können Sie sich auch den Unterschied vorstellen, der zwischen Mineralien in grobmolekularer Form (welche z. B. in der Drogerie oder in Reformhäusern angeboten werden) und den biochemischen Salzen nach Dr. Schüßler besteht.

Bei den grobmolekularen Mineralien ist zusätzliche Energie erforderlich, um sie für den Körper nutzbar zu machen. Sie werden erst über den Magen in den Darm geleitet und dort in den Blutkreislauf aufgenommen. Bei einer Störung der Darmflora kann das Mineral unter Umständen nicht resorbiert werden. Im günstigsten Fall wird es wieder ausgeschieden. Doch das nicht verarbeitete Material kann auch an Stellen abgelagert werden, an denen es den Körper zunächst nicht weiter belastet. »Beliebte« Orte sind schlecht durchblutete Gewebe, wie etwa Gelenke oder Bindegewebe, die nicht so häufig beansprucht werden. Bei einem langfristigen Überangebot wird immer mehr abgelagert, und es kommt zur Verkalkung oder zur Einlagerung von Schlacken ins Bindegewebe, was sich zum Beispiel als Muskelverhärtungen bemerkbar macht.

Das ist bei den biochemischen Mitteln nicht möglich. Die Salze werden durch die Mundschleimhaut zum Blut transportiert und von hier zu den Stellen im Körper gebracht, die sie benötigen. Der Darm wird umgangen, wodurch selbst bei einer gestörten Darmflora eine optimale Aufnahme gewährleistet ist. Es wird keine zusätzliche Körperenergie für den Umbau vom Molekül zur benutzbaren Größe benötigt. Bei einem Überangebot eines bestimmten Minerals werden zunächst andere »Baustellen« versorgt. Ist dann immer noch etwas übrig, entsteht ein Depot, das bei Bedarf jederzeit angezapft werden kann, da es in besser durchbluteten Bereichen liegt.

Reaktionen auf Schüßlersalze

Die Einnahme von Schüßlersalzen bewirkt im Körper eine – ja durchaus erwünschte – Reaktion. Manchmal allerdings kann diese Reaktion stärker ausfallen als erwartet. Hier spricht man von der so genannten Erstverschlimmerung. Von meinen Patienten immer wieder beschriebene Reaktionen sind Blähungen, Durchfälle oder Pickelbildung. Jede dieser Reaktionen ist zu begrüßen, denn sie zeigt, dass Sie auf die Biomineralien ansprechen. Es gibt zwar manchmal Erstreaktionen, aber die hat bisher jeder meiner Patienten und Teilnehmer gut überlebt. Hinterher ging es allen besser. Nur Mut! Wer eine tatsächliche Milchzuckerunverträglichkeit hat, kann auf die Biomineraltropfen der Firma Pflüger ausweichen. Ein Tropfen entspricht einer Pastille.

Trauen Sie sich, mit den Biomineralien zu experimentieren. Sie können sie nicht überdosieren und sie haben auch keine Nebenwirkungen. Sie vertragen sich mit allen anderen Behandlungen (auch Homöopathie) und unterstützen diese sogar.

Einnahme und Dosierung

Dr. Schüßler vertrat die Ansicht, dass es ausreicht, nur ein Mineralsalz zu verabreichen – und zwar jenes, das dem jeweiligen Konstitutionstyp entspricht (ausführlichere Informationen dazu finden Sie in meinem Buch *Gesund durch Schüßlersalze*, siehe Literaturverzeichnis). Da heutzutage jedoch die Belastungen vielfältiger und höher sind, ist der Bedarf im Vergleich zur Zeit Dr. Schüßlers deutlich gestiegen.

Doch zunächst einige grundsätzliche Hinweise, wie Sie mit den Schüßlersalzen am besten umgehen:

- Die Biomineralien sollten nicht unmittelbar vor dem Essen, sondern am besten etwa 20 Minuten danach eingenommen werden.

- Die Wirkung wird gemindert, wenn Sie die Biomineralien mit einem Getränk herunterspülen. Werden die Pastillen in Wasser aufgelöst, muss jeder Schluck 40-mal gekaut werden, um die gleiche Wirkung zu erzielen wie bei im Mund aufgelösten Pastillen.
- Die Mineralsalze nicht mit Metall in Verbindung bringen, sondern z. B. zum Umrühren nur einen Holz- oder Plastiklöffel verwenden. Auch sollten Sie die Biomineralien nicht in Metalldosen aufbewahren, denn Metall beeinträchtigt ihre Wirkung.
- Wenn die Biomineralien in trockener, kühler, lichtgeschützter, geruchsfreier Umgebung aufbewahrt werden, ist die Haltbarkeit nahezu unbegrenzt.

Grundsätzlich gibt es bei der Dosierung keine Regel, wie sie bei den allopathischen (schulmedizinischen) oder homöopathischen Mitteln bestehen, z. B. dreimal täglich, da die Biomineralien die Zellen auf andere Art beeinflussen.

Über die Einnahmemengen der Salze gibt es in der Literatur sehr unterschiedliche Angaben. Je nachdem, ob die Autoren eine homöopathische Ausrichtung haben oder ob sie den biochemischen Gedanken der Substitution verfolgen, variieren die Dosierungen. Die hier genannten Mengen sind Erfahrungswerte aus meiner praktischen Arbeit.

Grundsätzlich gilt:

- Die Pastillen sollten möglichst lange im Mund behalten werden, da sie bereits hier über die Schleimhaut vom Körper aufgenommen werden und zu wirken beginnen. In akuten Fällen nimmt man alle 5 Minuten 1 bis 2 Tabletten (das gilt auch für Säuglinge und Kleinkinder), in chronischen Fällen drei- bis sechsmal täglich 1 bis 6 Tabletten.
- Akute Zustände sind momentan hohe Mineralbedarfssituationen, die kurzfristig viel Substanz verlangen, d. h. alle 5 Minuten eine Pastille, bis die Symptome verschwinden. Danach sind die Einnahmezeiträume zu verlängern.

- Große Schwäche ist ebenfalls ein akuter Zustand, der vorübergehend einen hohen Bedarf anzeigt. Auch dieser Zustand verlangt hohe Gaben in kurzer Zeit. In diesem Fall auch alle 5 Minuten eine Pastille nehmen, bis die Symptome verschwinden.
- Vorbeugend reichen üblicherweise 10 bis 15 Pastillen täglich pro Mineral.
- Chronische Zustände sollten mit kleinen, aber regelmäßigen Gaben behandelt werden. Der Einnahmezeitraum ist hier bei 6 bis 24 Monaten anzusetzen. Als tägliche Dosis sind 12 bis 15 Pastillen zu empfehlen. Die Folge ist, dass die Regeneration schneller einsetzt und sich somit das Allgemeinbefinden bald bessert.
- Bei der Einnahme können mehrere Biomineralien ungeachtet ihrer Wirkstoffe kombiniert werden. Die einzelnen Bestandteile werden an die Stellen im Organismus befördert, an denen die geringste Konzentration an Mineralsalzen herrscht bzw. der Bedarf am höchsten ist.
- Kinder bis 6 Jahre lutschen bei chronischen Beschwerden täglich 1 Pastille pro Lebensjahr, von 7 bis 12 Jahren je nach Intensität der Beschwerden 7 bis 12 Pastillen täglich. Ab 45 Kilogramm Körpergewicht kann die normale Erwachsenendosis von 10 bis 15 Pastillen verabreicht werden.
- Für Säuglinge kann eine Pastille zerrieben und vom Finger gelutscht oder ins Fläschchen gegeben werden, oder das Pulver wird dem Kind direkt auf die Zunge gelegt.

Die »Schrotschussmethode«

Eine Möglichkeit der Einnahme ist die so genannte »Schrotschussmethode«. Je nach Ausprägung des Mangels werden die verschiedenen Salze zu einer Tagesdosis zusammengestellt. Auch wenn Sie nach dem Lesen des Buches den Eindruck haben, Sie brauchen alle Salze, kann diese Auswahl mit der Schrothschussmethode eingenommen werden. Sie geben alle Pastillen in eine Dose (bitte keine Metalldose!) und lassen die Ration über den Tag verteilt im Mund zergehen – die Dose muss am Abend leer sein. Es erübrigt sich dabei, nach der Methode »dreimal täglich« vorzugehen.

Das ist so einfach, dass es für jeden – auch für Berufstätige – durchführbar ist.

Täglicher Wechsel der Biomineralien

Eine weitere Möglichkeit besteht darin, jeden Tag nur ein bestimmtes Salz zu nehmen und am nächsten Tag zu wechseln. Dem Körper wird damit die Gelegenheit gegeben, sich intensiv mit einem bestimmten Salz auseinander zu setzen. So können Sie die Reaktion auf jedes einzelne Mineral leichter nachvollziehen.

Einschleichen

Bei besonders sensiblen Menschen oder solchen, die eventuell eine Milcheiweißunverträglichkeit haben, kann die folgende Methode helfen. Einschleichen bedeutet: Man gibt 5 bis 7 Tage lang 1 bis 2 Pastillen täglich von einem Biomineral, im Anschluss 5 Tage lang bis zu 6 Pastillen; in der dritten Woche sollte die Höchstmenge dieses Minerals (bis zu 25 Stück täglich) erreicht werden. Erst wenn man mit der Einnahme eines Salzes diese Schlussphase erreicht hat, kann ein weiteres zugeführt werden.

Flüssige Biomineralien

Vom homöopathischen Laboratorium A. Pflüger werden seit Januar 2005 die Biomineralien auch in flüssiger Form angeboten. Hierbei gilt die Dosierung: ein Tropfen entspricht einer Pastille. Achten Sie hierbei bitte darauf, den Schluck Wasser, in dem die alkoholische Lösung enthalten ist, 40-mal zu »kauen«, damit die Mineralstoffe über die Mundschleimhäute diffundieren können. Da die Tropfen Alkohol enthalten, sind sie für Alkoholiker nicht geeignet. Schwangeren und Stillenden stellt sich in der Entscheidung eine Gewissensfrage.

Weitere Naturheilverfahren

Zur Arbeit der Hebammen gehört neben der medizinischen Betreuung auch der Bereich der Ernährungsberatung und praktischen Lebenshilfe. Im Folgenden finden Sie Möglichkeiten und Empfehlungen aus der Naturheilkunde, um die Schwangerschaft und die eventuell auftretenden Störungen leichter zu meistern.

Zusätzlich gibt es eine ganze Reihe von Therapien, mit denen gelindert und geholfen werden kann. In diesem Kapitel finden Sie schnelle Hilfe und Unterstützung für die kleinen und mittleren »Zipperlein«, die während der einzelnen Phasen der Schwangerschaft auftreten können. Zum einen werden etliche Beschwerden durch Körper- und Atemübungen, wie z. B. Yoga oder Zilgrei, Aquabalancing, Shiatsu gelindert. Zum anderen gibt es eine Vielzahl an naturheilkundlichen Therapien die zusätzlich zu den Mineralsalzen nach Dr. Schüßler Ihr Befinden deutlich steigern. Die älteste Heilkunde ist die Phytotherapie (Kräuterheilkunde), die seit jeher bei Schwangeren angewendet wird. Aromatherapie, Homöopathie, Bachblüten-Therapie, Akupunktur und Fußreflexzonenmassage werden ebenfalls mit großem Erfolg zunehmend auch von Schulmedizinern eingesetzt.

Was verbirgt sich hinter diesen Methoden?

Natürlich stehen in diesem Buch die Schüßlersalze im Vordergrund. Wir stellen jedoch zusätzlich weitere naturheilkundliche Möglichkeiten vor, um Körper, Seele und Geist in dieser

Zeit zu unterstützen. Die Rezepturen werden von erfahrenen Hebammen angewendet. Die Therapien sind dem Alphabet nach sortiert.

Akupunktur

Die Akupunktur hat sich sehr gut bewährt, da nichts eingenommen werden muss. Ist die Störung schlimmer als die Angst vor Nadeln, kann zur Akupunktur gegriffen werden. Mittlerweile sind sehr viele Hebammen und Geburtshelfer in der Akupunktur speziell für Schwangere ausgebildet.

Aromatherapie

Aus Pflanzen aller Art kann die Essenz, das ätherische Öl durch Destillation, Dampf oder Auspressen gewonnen werden. Mit diesen Essenzen, auch die Seele der Pflanze genannt, können sowohl körperliche als auch seelische Beschwerden behandelt werden. Die Essenzen sind wasserunlöslich und werden in Trägerstoffen wie Ölen oder Salben angewandt. Sie werden für Körpereinreibungen oder Massagen gemischt, in Wasser zum Verdampfen in der Duftlampe oder in Meersalz für Sitz- oder Vollbäder. So wirken die Heilstoffe der ätherischen Öle über die Haut und über die Nase. Zur inneren Einnahme mischt man sie z. B. in Honig oder Zucker, dies sollte allerdings unbedingt von einem erfahrenen Aromatherapeuten begleitet werden. Beim Kauf ist auf reine Essenzen zu achten. Von (meist billigen) synthetischen Essenzen ist Abstand zu nehmen. Über die Bahnhof-Apotheke in Kempten (Adresse im Anhang) können Sie hochreine Öle und spezielle Aromamischungen beziehen, die für Schwangerschaft, Geburt und Wochenbett entwickelt wurden – eine Initiative der bekannten Autorin und Hebamme Ingeborg Stadelmann und der Apotheke.

Aqua-Balance

Aqua = Wasser. Im warmen Wasser wird die Schwangere von einem Therapeuten gehalten, getragen, bewegt und massiert.

Zum einen geht es bei dieser Therapie darum, ins Vertrauen zurückzufinden, getragen und gehalten zu sein, ohne den Körper selber halten zu müssen, so wie das Ungeborene im Fruchtwasser schwimmt, zutiefst verbunden mit dem Ur-Dasein. Zum anderen können sich so seelische und körperliche Verkrampfungen und Verhärtungen lösen. Die Schwangere entspannt, wird gelöster und lebendiger. Es ist eine für Schwangere ideale Therapieform, da sie in den Zustand der Schwerelosigkeit versetzt werden. Um sich diesem Genuss hinzugeben, muss man nicht krank sein.

Bachblüten-Therapie

Dr. Edward Bach (1886–1936), erkannte die besonderen feinstofflichen Heilkräfte der Blüten. Anders als in der normalen Kräuterheilkunde, wo die Pflanzen getrocknet, zerrieben oder sonst in einer Form verarbeitet werden, hat Dr. Bach die Heilkraft der Blüte durch Sonnenlicht auf das Wasser übergehen lassen. So wird die Seelenqualität der Blüte auf das Wasser übertragen, das Wasser enthält dann dieses Potenzial und kann somit therapeutisch genutzt werden. Die Blütentherapie wirkt vor allem auf der seelischen Ebene. Sie unterstützt die Wiederherstellung der seelischen und auch körperlichen Harmonie. Bei körperlichen Beschwerden unterstützt sie die Selbstheilungskräfte des Körpers.

Dr. Bach sagte: »Heile die kranke Persönlichkeit und der Körper folgt von selbst.«

Fußreflexzonenmassage

Zahlreiche Stellen des Fußes stehen in reflektorischer Beziehung zu bestimmten Körperteilen und Organen, d. h. die Organe haben an den Fußsohlen bestimmte Zonen, an denen sie sich abzeichnen. So lässt sich einerseits diagnostisch über die Fußreflexzonen herausfinden, welche Körperzonen und Organe des betreffenden Menschen der Behandlung bedürfen. Zum anderen kann über eine Massage der Fußreflexzonen der Körper behandelt werden. Je nach Notwendigkeit werden hierfür verschiedene Techniken angewandt.

Homöopathie

Die Homöopathie ist für den Einsatz in der Schwangerschaft sehr gut geeignet. Es ist die (meist) sanfte Art viel zu bewirken. Die Globuli (kleine Milchzuckerkügelchen) sind klein und nahezu geschmacksneutral. In der Homöopathie ist es wichtig, eine genaue Befunderhebung durchzuführen. Ein Mittel, dass für die eine Frau optimal passt, kann bei einer anderen unerwünschte Reaktionen auslösen. Gerade in der Schwangerschaft sollten sie nicht mit sich herumexperimentieren. Alleine zum Thema Übelkeit sind z. B. folgende Einzelheiten zu berücksichtigen. Wie ist die Übelkeit, wann tritt sie auf, wann und wie wird erbrochen, welche Geruchs- und Geschmacksempfindlichkeit liegen vor, wie ist der psychische Zustand ... Das sind nur einige Auswahlkriterien für ein Mittel gegen Übelkeit. Bei den in diesem Abschnitt vorgestellten Mitteln handelt es sich um die typischerweise verwendeten Mittel, so genannte dreiwertige Mittel. Sollten Sie sich selbst medikamentieren wollen, verwenden Sie jeweils nur eines der genannten Mittel. Suchen Sie sich ggf. eine homöopathiekundige Person, die Ihnen bei der Wahl des richtigen Mittels und der richtigen Potenz behilflich ist.

Phytotherapie

Der Begriff ist griechisch und heißt Pflanzen-, Kräuterheilkunde. Beschwerden und Krankheiten werden mit Pflanzen/Kräutern in verschiedenen Darreichungsformen behandelt. Bei naturheilkundlichen Ärzten, Heilpraktikern, Hebammen, aber auch zu Hause ist es eine beliebte Behandlungsmethode. Alte Hausärzte haben oft erstmals Tees verordnet, bevor sie allopathische Mittel eingesetzt haben. Es gibt die Heilpflanzen entweder in Form von Tee, alkoholischen Auszügen oder als Trockenpräparat in Tablettenform.

Eine große Bereicherung war vor einigen Jahrhunderten Hildegard von Bingen und in neuerer Zeit Maria Trebens »Die Hausapotheke Gottes«.

Shiatsu (Akupressur)

Shiatsu entwickelte sich aus der traditionellen Form der japanischen Massage. Es werden hierbei Akupunkturpunkte entlang der Meridianverläufe mit unterschiedlichen Techniken gedrückt. Es gibt zahlreiche Bücher mit genauen Beschreibungen zur Selbstbehandlung.

Yoga

Yoga hat seinen Ursprung in Indien. Es kann vereinfacht als Körperübungen mit bewusster Atmung beschrieben werden. Yogaübungen sind vielen Menschen mittlerweile in irgendeiner Form bekannt.

Es ist eine uralte Form der Gesunderhaltung von Körper, Seele und Geist. Frederick Leboyer, einer der maßgeblichen Pioniere in der alternativen Geburtshilfe, hat Yoga in den 70er-Jahren für Schwangere hier in westlichen Ländern zugänglich gemacht. Inzwischen gibt es viele Kurse und Bücher, z. B. von Janet Balaskas, die Yoga in der Schwangerschaft lehren und unterrichten.

Neben der normalen Geburtsvorbereitung sind Yoga-Übungen eine wunderbare Form, die Schwangerschaft zu begleiten und Beschwerden zu lindern. Durch Yoga wird der Körper gekräftigt und gedehnt, die Gelenkigkeit gefördert. Da Yoga immer mit Entspannung arbeitet, hilft es, Verkrampfungen zu lösen. Durch die Dehnungen, verbunden mit dem Atem, entsteht im Körper mehr Raum und somit mehr Wohlbefinden und ein tieferer Atem, der besonders für die Geburt sehr wichtig ist. Die Körperübungen heißen Asanas.

Frederick Leboyer sagt in seinem Buch »Weg des Lichts«: *»Die Asanas im Yoga sind nicht nur körperliche Übungen und eine Form von Gymnastik, ebenso wenig ein Sport. Yoga ist die Begeg-*

nung mit dir selbst. Die Auseinandersetzung mit dem, was steif und unbeweglich in dir ist. Mit allem, was »Nein« sagt.«

Für die Geburt ein wichtiger Punkt. Wenn die Wehen stärker werden, entsteht meist dieses »Nein«, weil der Schmerz beginnt, unerträglich zu werden. Es geht darum, »Ja« zu sagen, mit Mut in den Schmerz zu gehen und ihn zu begrüßen, keinen Widerstand zu leisten. Dabei ist Yoga behilflich.

Um als Schwangere von den Übungen des Yogas zu profitieren, muss man keine Philosophie daraus machen. Man kann auch einfach einen Yoga-Kurs für Schwangere besuchen.

Zilgrei

Die Begründer der Zilgrei-Methode sind Adriana **Zil**lo und Hans G. **Grei**sing.

Die Technik der Chiropraxis ist die Grundlage der Zilgrei-Methode. Chiropraxis ist eine manuelle Form der Wirbelsäulenbehandlung. Sie dient der Beseitigung von Fehlstellungen der Wirbel und des Beckens. Diese Fehlstellungen können nicht nur Schmerzen im gesamten Bewegungsapparat hervorrufen, sondern auch Funktionsstörungen der inneren Organe verursachen. Es geht zuerst darum, Wirbelsäule und Becken ins Lot zu bringen, bevor lokale Symptome behandelt werden.

Contessa Zillo, durch ihre eigene Krankheitsgeschichte auf der Suche nach Behandlungsmethoden, kam 1977 in die Praxis des Chiropraktikers Hans G. Greising. Sie hatte sich vielen verschiedenen Therapien zugewandt, unter anderem auch dem Yoga, vor allem jedoch der Atmung. So begann sie intuitiv, die bei ihm erlernten Bewegungen und Stellungen mit der Bauchatmung zu verknüpfen. Es entstand ein neues Konzept und sie fingen 1978 an zusammenzuarbeiten. Die Zilgrei-Methode ist eine ideale Begleitung für Schwangerschaft und Geburt. Durch die Bewegung der gesamten Wirbelsäule und des Beckens zusammen mit der speziellen Atmung können Frauen die Geburtsarbeit konzentriert und bewusst bewältigen. Die Mithilfe des Partners ist unerlässlich und erfordert im Vorfeld gemeinsame Übungen.

Schüßlersalze während der Schwangerschaft

Während der Schwangerschaft gibt es einige Möglichkeiten, sich auf die Geburt und das Wochenbett vorzubereiten. Damit die Depots nicht restlos aufgebraucht werden, sollten Biomineralstoffe zugeführt werden, selbst wenn die Schwangerschaft völlig komplikationsfrei verläuft. Die in diesem Kapitel vorgestellten Einnahmepläne sind an dem Bedarf der normalen Schwangerschaft und des Wochenbetts orientiert. Sollten Sie Beschwerden bekommen, können sie mit der normalen Einnahme aussetzen und auf die Empfehlungen der beschriebenen Störungen zurückgreifen.

Vorbeugende Maßnahmen in der Schwangerschaft

Die drei Phasen der Schwangerschaft stellen unterschiedliche Anforderungen an den Körper einer Frau. In den folgenden Tabellen finden Sie Empfehlungen, die diese Anforderungen berücksichtigen.

Die erste Schwangerschaftsphase ist durch die Umstellung und Anpassung an diese lebensverändernde Situation geprägt.

Empfehlung für die 1.–12. SSW

Schüßlersalze	Einnahmemodus
Nr. 1 Calcium fluoratum D12 (Flexibilität im Umgang mit der neuen Situation)	2 x 5 Pastillen
Nr. 3 Ferrum phosphoricum D12 (Unterstützung der Blutbildung)	3 x 5 Pastillen
Nr.5 Kalium phosphoricum D6 (Energiezufuhr)	2 x 5 Pastillen
Nr. 8 Natrium chloratum D6 (Akzeptanz der Gegebenheiten)	2 x 5 Pastillen
Nr. 11 Silicea D12 (Stärkung des Bindegewebes und der Nerven)	3 x 5 Pastillen
Nr. 12 Calcium sulfuricum D6 (kreativer Umgang mit den Möglichkeiten)	3 x 3 Pastillen
Eine Crememischung dieser Biomineralien ist zur Körperpflege geeignet.	

In der zweiten Phase der Schwangerschaft ist das Kind bereits »komplett«, d. h. alle Organe und Sinne sind angelegt. Die Veränderung ist hier durch Wachstum gekennzeichnet.

Empfehlung für die 13.–30. SSW

Schüßlersalze	Einnahmemodus
Nr. 1 Calcium fluoratum D12 (Zahn- und Knochenbildung)	3 x 5 Pastillen

Schüßlersalze	Einnahmemodus
Nr. 1 Calcium fluoratum D12 (Flexibilität im Umgang mit der neuen Situation, Zähne, Knochen)	3 x 5 Pastillen
Nr. 2 Calcium phosphoricum D6 (Bildung von Muskulatur, Blut und Knochen)	3 x 5 Pastillen
Nr. 3 Ferrum phosphoricum D12 (Sauerstoffversorgung)	2 x 5 Pastillen
Nr.5 Kalium phosphoricum D6 (Energiezufuhr)	2 x 5 Pastillen
Nr. 6 Kalium sulfuricum D6 (Stoffwechselunterstützung)	2 x 5 Pastillen
Nr. 7 Magnesium phosphoricum D6 (Verdauung, Entspannung)	3 x 5 Pastillen
Nr. 8 Natrium chloratum D6 (Wasserhaushalt, Ödeme)	2 x 5 Pastillen
Nr. 9 Natrium phosphoricum D6 (Säureabbau)	3 x 5 Pastillen
Nr. 10 Natrium sulfuricum D6 (Schlackenabbau)	2 x 5 Pastillen
Nr. 11 Silicea D12 (Bindegewebsunterstützung)	2 x 5 Pastillen

In der dritten Phase der Schwangerschaft steht die Geburtsvorbereitung im Vordergrund.

Empfehlung für die 31.–40. SSW

Schüßlersalze	Einnahmemodus
Nr. 1 Calcium fluoratum D12 (Zahn- und Knochenbildung)	3 x 5 Pastillen
Nr. 2 Calcium phosphoricum D6 (Entspannung, Bildung von Muskulatur)	3 x 5 Pastillen
Nr. 3 Ferrum phosphoricum D12 (Sauerstoffversorgung)	2 x 5 Pastillen
Nr.5 Kalium phosphoricum D6 (Energiezufuhr)	2 x 5 Pastillen
Nr. 6 Kalium sulfuricum D6 (Stoffwechselunterstützung)	2 x 5 Pastillen
Nr. 7 Magnesium phosphoricum D6 (Wehenvorbereitung, Entspannung)	4 x 5 Pastillen
Nr. 8 Natrium chloratum D6 (Wasserhaushalt, Ödeme)	2 x 5 Pastillen
Nr. 9 Natrium phosphoricum D6 (Säureabbau)	2 x 5 Pastillen
Nr. 10 Natrium sulfuricum D6 (Wasserausleitung)	2 x 5 Pastillen
Nr. 11 Silicea D12 (Bindegewebsunterstützung)	4 x 5 Pastillen

Bauchdeckenpflege

Die Bauchhaut muss sich enorm dehnen, um sich der zunehmenden Größe anzupassen. Hier empfehlen sich natürliche Öle oder Lotionen. Nase und Haut der Frau sind für die Entscheidung, welches Öl, welche Lotion sie favorisiert, die entscheidenden Faktoren. Die Pflegeprodukte sollten frei von synthetischen

Stoffen sein. Bei sehr strapazierter Haut, nach drei bis vier Geburten, wurden mit der Zellcreme (fertige Mischung von Mineralkomponenten der Fa. Orthim) sehr gute Erfahrungen gemacht, sowohl in der Schwangerschaft als auch im Wochenbett.

Die bereits erwähnte Bahnhof-Apotheke in Kempten bietet Öle nach Ingeborg Stadelmann an, Weleda verarbeitet ausschließlich Öle, die nach anthroposophischen Richtlinien hergestellt sind. Susanne Fischer-Rizzi empfiehlt Rose und Rosenholz in Haselnussöl oder Mandarine und Nerole in Mandelöl, nachzulesen in ihrem Buch *Himmlische Düfte*.

Vorbereitung auf die Geburt

Damm-Massage

Der Damm ist der Bereich zwischen Scheidenausgang, hinterer Scheidenwand und After. Bei der Geburt werden Scheide und Damm stark gedehnt. Dabei kommt es zu einem brennenden Dehnungsschmerz. Um einem Dammriss vorzubeugen oder einen Dammschnitt zu vermeiden, empfiehlt sich die Damm-Massage ab der 34. SSW. Es geht hierbei vor allem um die Vermeidung von Geburtsverletzungen, jedoch auch um die Auseinandersetzung mit dem Gefühl der Damm- und Scheidendehnung.

Die Massage wird mit Schüßlersalzsalben, gutem Öl, Ölmischungen oder speziellen Salben durchgeführt. Zur Vorbereitung bzw. Wärmung des Gewebes sollte man die Massage nach einem Bad oder Dampfsitzbad mit Heublumen durchführen.

Es wird das Gewebe zwischen der hinteren Scheidenwand und dem After massiert. Sie beginnen erst mit einem Finger. Sie schieben den Finger ungefähr bis zum ersten Fingergelenk tief in die Scheide und ziehen das Gewebe, so gut es geht, nach hinten-unten Richtung After bzw. Darm und massieren Bogen-

oder U-förmig. Hat sich das Gewebe geweitet, nehmen Sie einen zweiten, später auch einen dritten Finger hinzu. Sie sollten sich täglich 5–10 Minuten Zeit nehmen und es genauso selbstverständlich wie die Bauchdeckenpflege ansehen. Es hilft Ihnen, Widerstände aufzulösen.

Je größer der Bauch wird, desto umständlicher wird die Damm-Massage für die Frau. Die Massage kann auch vom Partner ausgeführt werden. Der Mann kann so seinen Teil zur Geburtsvorbereitung beitragen und die Schwangere muss sich nicht mehr so anstrengen. Kommt es zum Dehnschmerz, kann sie den Körper beobachten und sich auf eine tiefe Atmung konzentrieren.

Die Damm-Massage hat sich auch nach Geburten mit Dammverletzung bewährt. Die alte Narbe kann mit der Massage und den Ölen geschmeidig und dehnbarer gemacht werden.

Schüßlersalze
Nr.1 Calcium fluoratum D12 (besonders bei Narben) und Nr. 11 Silicea D12 als Salben wechselweise verwenden

Phytotherapie: Als Einzelöl hat sich Weizenkeimöl bewährt. Es gibt Mischungen, die zum einen vom Duft her angenehmer sind und dadurch noch zusätzliche Wirkung haben. Dem Weizenkeimöl kann Lavendel, Muskatellersalbei und Rose als ätherisches Öl beigefügt werden.

Es gibt von der Bahnhof-Apotheke eine fertige Mischung nach der Rezeptur von Stadelmann. Sie enthält als Trägeröl Johanniskraut-, Weizenkeim- und Nachtkerzenöl, dem die ätherischen Öle der marokkanischen Rose und des Muskatellersalbeis zugesetzt sind. Als weitere Komponente hat sich auch Lavendel bewährt.

Die Firma Weleda bietet eine fertige Ölmischung. Neben den Ölen hat sich auch die Cuprum-metallicum-praeparatum-0,4%-Salbe dieser Firma bewährt.

Nach der Geburt kann das Öl zur Narben- und Hautpflege verwendet werden.

Sollten Juckreiz oder sogar Krämpfe auftreten, muss zunächst auf die Damm-Massage verzichtet und mit der Hebamme und der Ärztin/dem Arzt Rücksprache gehalten werden.

Wehen

Schon 6 Wochen vor der Geburt sollte die Schwangere die »Heiße 7« häufig einnehmen. Es unterstützt zu gegebener Zeit die kraftvolle, aber nicht schmerzhafte Austreibung des Kindes.

Vorbereitung auf das Stillen

Brustwarzen

Das Stillen ist für fast jede Frau, zumindest beim ersten Kind, eine Herausforderung. Das Kind möchte an der Brust trinken und entwickelt in den ersten 20 Minuten nach der Geburt den Saugreflex, es wird zum ersten Mal angelegt. Die Stillzeit hat begonnen und damit eine schwierige Zeit für die Brustwarzen. Damit die Brustwarzen unter der mechanischen Reizung nicht wund werden oder sich entzünden, sollten sie schon während der Schwangerschaft vorbereitet werden.

Damit sich das Körpergefühl der Mutter beim Stillen auch auf das Kind überträgt, ist es wichtig, sich neben der Pflege, Stimulanz und Abhärtung der Brüste und Brustwarzen auch mit den eigenen Gefühlen und Bewertungen zum eigenen Körper auseinander zu setzen. Lehnt die Frau ihre Brüste ab, kann es zu Schwierigkeiten beim Stillen kommen.

Frauen, deren Brüste Schlupfwarzen haben, können mit Vorbereitung und Stillhilfen stillen.

Vorbereitungen

Mit den Brustwarzenvorbereitungen sollten besonders Frauen mit heller Haut langsam beginnen. Wie bei der Damm-Massage können sie auch hier die Nr. 1 Calcium-fluoratum-Salbe und Nr. 11 Silicea-Salbe auftragen.

Die einfachste Art, die Brustwarzen vorzubereiten, ist, keinen BH zu tragen. Die Reibung der Kleidung stärkt die Warzen. Rubbeln Sie ihre Brustwarzen mit einem trockenen Waschlappen (der weder mit Weichspülmittel behandelt ist noch im Trockner war). Frauen, deren Brustwarzen das vertragen, können auch einen feinfasrigen Massagehandschuh verwenden.

Für die Massage der Brüste eignet sich das Bauchpflegeöl besser als herkömmliche Bodylotion. Streichungen der Brust von außen zur Brustwarze hin, rundherum und sternförmig, massieren die Milchgänge. Kommt schon etwas Vormilch, kann diese auf der Brustwarze verstrichen werden.

Zusätzlich zum Abrubbeln können die Brustwarzen gezwirbelt und gezogen werden. (Auch beim Liebesspiel kann der Mann sich, falls die Frau das gern hat, den Brustwarzen zuwenden. Kräftig saugen, ziehen, mit dem Handteller kreisförmig massieren.

Kalt abduschen kräftigt die Haut und härtet sie ab. Es regt die Blutzirkulation an.

In Schwangerschaft und Stillzeit sollten die Brüste nicht mit herkömmlichen Seifen, am besten jedoch gar nicht eingeseift werden. Als Seifen eignen sich z. B. Oliven-, Pflanzen- oder Schafmilchseifen, auch ein großes Angebot an Duschgels finden Sie in Naturkost- oder Bioläden.

Salbeitinktur kann in der Apotheke fertig gekauft werden und ein- bis zweimal auf die Brustwarze aufgetragen werden. Salbei gerbt und zieht zusammen.

Eine sehr angenehme, sinnliche und aktivierende Form des »Badens« ist das Sonnen- und Luftbaden. Wer eine nicht einsichtige Terrasse oder Balkon hat, sollte es probieren, ein großes Fenster wäre ein guter Ersatz.

Bei Hohl-, Schlupf- und Flachwarzen ist es gut, die betreuende Hebamme direkt persönlich darauf anzusprechen. Es gibt Formhilfen für die Brustwarzen, z. B. Niplette oder Brustwarzenformer.

Geburtsvorbereitungskurs

Spätestens ab der 20. SSW empfiehlt es sich, eine Hebamme in der Nähe zu kontaktieren. Der Kurs zur Geburtsvorbereitung sollte zwischen der 28. SSW und 30. SSW begonnen werden sollte. Fällt der errechnete Entbindungstermin in den Bereich der Ferienzeit kann die Hebammen- bzw. Kurssuche schwierig werden. Viele Hebammen haben selbst schulpflichtige Kinder und sind daher für ihren Urlaub auf die Schulferienzeit angewiesen.

Befindlichkeitsstörungen

Im Folgenden finden Sie eine alphabetische Auflistung der häufigsten Störungen der Schwangerschaft. »12. SSW« bezeichnet hier die 12. Schwangerschaftswoche als Kernzeit, in der die Störungen auftreten können. Hinter der Beschreibung des Symptoms sind die naturheilkundlichen Möglichkeiten aufgelistet, jeweils beginnend mit Schüßlersalzen, anschließend Vorschläge aus der Phytotherapie (Pflanzenheilkunde), Aromatherapie und anderen von Hebammen und Schwangeren erfolgreich eingesetzten Methoden.

> Sollten Ihre Symptome länger anhalten, sich verschlimmern oder Sie sehr unruhig werden, nehmen Sie bitte umgehend Kontakt mit Ihrer Hebamme oder Ihrer Ärztin/Ihrem Arzt auf. Dieses Buch ersetzt nicht den Rat geschulten Personals.

Bauchdeckenschmerz (29.–40. SSW)
Ca. in der 36. SSW ist das Kind so groß, dass es den ganzen Bauch einnimmt. Frauen berichten von einer Brenn-Juck-Missempfindung in der Haut, meist am rechten Oberbauch. Juckreiz ohne äußeren Anlass kommt in der Regel durch eine gestörte

Galle-/ Leberausscheidung. Der Juckreiz wird als »zwischen den Hautschichten liegend« beschrieben.

Schüßlersalze	Einnahmemodus
Nr. 6 Kalium sulfuricum D6	3 x 5 Pastillen
Nr. 7 Magnesium phosphoricum D6	3 x 4 Pastillen
Nr. 10 Natrium sulfuricum D6	3 x 5 Pastillen
Nr. 8 Natrium chloratum D6	3 x 5 Pastillen
Nr. 13 Kalium arsenicum D6	2 x 5 Pastillen
zusätzlich auch Schüßlersalz-Salben dieser Biomineralien verwenden	

Phytotherapie: Johanniskrautöl beruhigt die Hautnerven, auch mit Schlehenöl wurde eine Besserung erzielt. Artischocke und Löwenzahn unterstützen Leber und Galle. Weleda rät zu Melissenöl Oleum aethereum Melissae indicum 10 % äußerlich und zu Chamomilla-Cupro-culta-Radix-Rh-D3-Lösung zur innerlichen Einnahme,

Bachblüten: Rescue-Salbe nach Dr. Bach.

Blasenbeschwerden (**29.–40. SSW**)

Je weiter die Schwangerschaft fortschreitet, desto häufiger verspürt man Harndrang. Das ist völlig normal. Der Kopf des Kindes, sofern es sich um eine Schädellage handelt, drückt immer mehr auf die Harnblase. Sie wird komprimiert, das Fassungsvolumen ist kleiner und sie muss daher häufiger entleert werden. Um die Blase und die Nieren zu spülen, Ödemen vorzubeugen und das Blut flüssig zu halten, muss weiterhin genügend getrunken werden. Verzichten Sie darauf, würde es in Nieren und Blase möglicherweise zu Störungen kommen.

Das Problem vieler Frauen ist, dass sie zu wenig trinken, den Urin zurückhalten und immer viel zu spät zur Toilette gehen. Regelmäßiges Wasserlassen und ausreichend Flüssigkeit sind unabdingbar, damit kann eine Infektion vermieden werden. Das sollte auch im Wochenbett beibehalten werden. Durch die Geburt wird die Blase regelrecht gequetscht und man spürt in den ersten Tagen oft den Harndrang nicht mehr richtig. Da die Blase sich sehr stark dehnen und mit Urin füllen kann, kann sie überfüllt werden. Der Blasenmuskel wird dadurch überdehnt und es kommt es zu einer Überlaufblase. Es wird dann ein Blasentraining mit Hilfe eines Urin-Dauerkatheders durchgeführt. Das kann eine langwierige Prozedur sein.

Schüßlersalze	Einnahmemodus
Nr. 1 Calcium fluoratum D12	2 x 5 Pastillen
Nr. 3 Ferrum phosphoricum D12	3 x 5 Pastillen
Nr. 7 Magnesium phosphoricum D6	3 x 5 Pastillen
Nr. 8 Natrium chloratum D6	3 x 5 Pastillen
Nr. 10 Natrium sulfuricum D6	2 x 5 Pastillen
Nr. 16 Lithium chloratum D6	3 x 5 Pastillen

Phytotherapie: Goldrute (Solidago) ist ein bewährtes Kraut bei Blasenentzündung, vor allem bei schmerzhafter Harnentleerung. Man kann sie dem Schwangerschaftstee beimischen und durch reichliches Trinken die Blase spülen. Beerentraubenblätter sind auch ein altbekanntes Blasenkraut: ein Teelöffel pro Tasse kalt ansetzen, 12 Stunden stehen lassen, abseihen, erwärmen und nach Bedarf süßen, 3-mal pro Tag.

Aromatherapie: Lindernd und entkrampfend wirken warme Wickel oder Sitzbäder mit ätherischem Lavendelöl, das in Meersalz geträufelt wird. Der Duft des Lavendels wirkt auch auf den seelischen Schmerz, der bei dem körperlichen Schmerz der Harnröhre und Blase entstehen kann. Zum Lavendel kann noch Teebaum und Rose beigegeben werden. Die Öle wirken antibakteriell, schmerzlindernd und entkrampfend.

Homöopathie: Aconitum, Belladonna, Cantharis, Colocynthis, Dulcamara, Nux vomica, Pulsatilla, Staphisagria.

Brustspannen (bis 12. SSW)

Viele Frauen spüren in ihren Brüsten als Erstes, dass sie schwanger sind. Brüste können so schmerzen und spannen, dass die Brüste beim Laufen gehalten werden müssen. Manchmal hilft das Verständnis, dass die Brust sich schon von Anfang an auf ihre neue Aufgabe vorbereitet. Frauen empfinden es auch als eine Art Schutzfunktion. So empfindlich wie die Brüste gerade sind, so empfindlich ist die Schwangere gerade selbst und muss einen Schutz- und Schonraum für sich finden. Durch die Brüste der Frau kann sich sehr viel ausdrücken. Hebammen verstehen die Brüste und Brustwarzen vor allem in der Stillzeit als einen emotionalen Gradmesser. Ein guter BH ist hier wichtig. Bei extremen Schmerzen kann man sich z. B. von der Fa. Ameda Brustschilder kaufen, um die Brustwarzen vor Reibung zu schützen. Teesiebe stellen eine preiswertere Variante dar.

Naturheilkundlich stehen folgende Möglichkeiten zur Auswahl:

Schüßlersalze	Einnahmemodus
Nr. 2 Calcium phosphoricum D6	3 x 5 Pastillen
Nr. 3 Ferrum phosphoricum D12	3 x 5 Pastillen
Nr. 7 Magnesium phosphoricum D6	3 x 4 Pastillen
Nr. 8 Natrium chloratum D6	3 x 5 Pastillen
Nr. 15 Kalium jodatum D6	3 x 4 Pastillen

Aromatherapie: Lavendel als beruhigendes Bad oder Umschlag.

Homöopathie: Lac caninum, Conium.

Dehnschmerz in den Leisten (Mutterbandschmerz, bis 14. SSW)

Der durch das Wachsen verursachte Dehnschmerz der Gebärmutter und des Kindes ist oft mit Kontraktionen der Gebärmutter verbunden. Dieser starke Muskel muss sich dehnen und »wehrt« sich gegen jeden neuen Wachstumsschub mit einem Sichzusammenziehen. Der häufig steinharte Bauch beängstigt Schwangere. Frauen, die unter emotionalem oder körperlichem Stress stehen, haben diese Beschwerden gehäufter und heftiger. Wärme und Ruhe sind die ersten Maßnahmen. Warmen Tee trinken, sich überlegen, wie man den Alltag so verändern kann, dass genügend Ruhepausen und Entlastungen möglich sind, wirken sich auch auf die Schmerzen aus. Auch bei der Arbeitsstelle gibt es Änderungsmöglichkeiten. Sorgt die Schwangere nicht für Entlastung, können aus den anfangs harmlosen Kontraktionen, Frühgeburtsbestrebungen werden. Linderung verschafft vor allem Wärme und Ruhe.

Schüßlersalze	Einnahmemodus
Nr. 7 Magnesium phosphoricum D6	»Heiße 7«, wenn nötig mehrfach wiederholen

Eisenmangel, Anämie (bis 40. SSW)

Während der Schwangerenvorsorge wird der Hb-Wert (Blutfarbstoffgehalt der roten Blutkörperchen) durch eine Blutentnahme an der Fingerkuppe gemessen. Der Normalwert liegt bei Frauen zwischen 12–14 mg/dl. Um die Plazenta besser zu durchbluten, sinkt der Wert im Verlauf der Schwangerschaft ab. Jedoch handelt es sich hierbei nicht um eine Eisenmangelanämie, sondern um eine Verdünnungsanämie. Berichtet die

Schwangere jedoch von Müdigkeit, allgemeiner Schwäche, Kurzatmigkeit bei körperlicher Belastung bis hin zur Atemnot, schweren Beinen beim Treppensteigen, Schwindel, Ohrensausen und Herzklopfen beim Aufstehen, Antriebslosigkeit und Konzentrationsschwäche ist an eine Eisenmangelanämie zu denken. Sichtbare Zeichen sind Blässe der Schleimhäute im Mund und in den Augenlidern. An der Nasenwurzel, neben den Augen, schimmert es bläulichschwarz. Das körperliche Befinden der Schwangeren ist ausschlaggebend, ob Eisenpräparate, die die Verdauung ungünstig beeinflussen, verordnet werden. Magenbeschwerden, Verstopfung und eine stärkere Neigung zu Hämorrhoiden zählen zu den unliebsamen Randerscheinungen. Eisen kann zum Beispiel in Form von Nr. 3 Ferrum phosphoricum D12 mit 20 Pastillen 3-mal täglich eingenommen werden, ohne dass es zu diesen Begleitbeschwerden kommt. Vitamin C unterstützt die Blutbildung zusätzlich. Es wird in natürlicher Form besser aufgenommen, als die im Handel erhältliche Ascorbinsäure (künstliches Vitamin C).

Schüßlersalze	Einnahmemodus
Nr. 2 Calcium phosphoricum D6	3 x 5 Pastillen
Nr. 3 Ferrum phosphoricum D12	4 x 5 Pastillen
Nr. 5 Kalium phosphoricum D6	3 x 5 Pastillen
Nr. 8 Natrium chloratum D6	4 x 5 Pastillen
Nr. 17 Manganum sulfuricum D6	2 x 5 Pastillen

Phytotherapie: Schlehenelexier, Kräuterblutsaft, Schwangerschaftstee mit Zitrone (Vitamin C).

Homöopathie: Ferrum metallicum, Ferrum phosphoricum.

Dr. Friedrich Graf empfiehlt nach Eisenpräparateinnahme mit Beschwerden Pulsatilla als Nachbehandlung. Entweder als Pulsatilla C 200 in Wasser aufgelöst einen Tag lang trinken oder Pulsatilla C6, 2 x 5 Globuli über drei Tage einnehmen. Um dem Körper die Aufnahme des Eisens zu erleichtern, gibt es von der Fa. Wala das Kombinationspräparat Rosen-Eisen-Globuli.

Die antroposophische Medizin bietet Anaemodoron Dil. und Ferrum ustum comp. Trituration.

Essenzen: Man kann einen Hämatit (Blutstein) in hochwertiges Wasser legen und die Essenz trinken. Von der Fa. Flower-Power gibt es die Hämatit-Essenz, die wie die Blüten-Essenzen in Wasser eingenommen werden kann.

Ernährung: Rote-Bete-Salat, mit Zitrone angemacht, weitere Zutaten bleiben dem eigenen Geschmack überlassen. Nüsse und Getreide sind wichtige Nahrungsmittel bei Eisenmangel. Im Allgemeinen enthalten rote Nahrungsmittel Eisen und gelbe Nahrungsmittel Vitamin C.

Kaffee und schwarzer Tee hemmen die Eisenaufnahme.

Erschöpfungszustände (1.–40. SSW)

Am meisten sind sicher Mehrgebärende davon betroffen. Mineralausgleich, Ruhe, Entlastung und Ernährung spielen die wichtigste Rolle. Empfehlenswert sind Neukönigsförder Mineraltabletten.

Schüßlersalze	Einnahmemodus
Nr. 2 Calcium phosphoricum D6	3 x 5 Pastillen
Nr. 8 Natrium chloratum D6	3 x 5 Pastillen
Nr. 16 Lithium chloratum D6	3 x 5 Pastillen
Nr. 22 Calcium carbonicum D6	3 x 5 Pastillen

Homöopathie: Aufbaumittel von Ingeborg Stadelmann.

Ernährung: Kraftsuppen wie Hühnersuppe oder Gemüsesuppe.

Akupunktur: begleitend, mit psycho-ausgleichenden Punkten.

Fallbeispiel:

Martina T. erwartete ihr 4. Kind, sie rief mich in der 28. SSW wegen Schlafstörungen, Übelkeit und allgemeinen Erschöpfungssymptomen an. Sie war die Managerin der Familie. Der Mann als Selbstständiger war wenig zu Hause, das Haus groß, alle zwei Jahre gebar sie ein Kind. Vor den Schwangerschaften hatte sie einen sehr guten und gut bezahlten Job. Als Erstes beantragte ich beim Frauenarzt ein Rezept für eine Haushaltshilfe, verordnete Schüßler-Salze. Ich akupunktierte die Patientin in regelmäßigen Abständen. Während die Nadeln lagen, schlief sie fast ein. Die Kinder selbst sind während der Nadel-Zeremonie ganz still geworden und störten plötzlich nicht mehr. Irgendwie merkten sie, dass für die Mutter jetzt eine Pause dringend erforderlich war. Frau T. gebar ihr 4. Kind, nach längeren Überlegungen, problemlos zu Hause. Vor allem der häufige Kontakt mit mir half ihr, mehr auf sich selbst zu achten. Ob nun die Nadeln ihre Wirkung taten oder der Umstand, dass sie sich mit Nadeln im Körper nicht bewegen konnte, weiß ich nicht. Was ich weiß, ist, dass die Zeit, die eine Hebamme bei einer Schwangeren verbringt, ihr Zeit für sich selber und ihre Bedürfnisse gibt.

Fehlgeburtsneigung (bis 12. SSW)

Es gibt Frauen, die schon ein bis mehrere Fehlgeburten entweder vor ihrem 1. Kind oder zwischen den Kindern hatte. Die Angst ist groß, dass es sich wiederholt. Hier beruhigt die Begleitung einer Hebamme neben der ärztlichen Betreuung. Natürlich erfordert die Behandlung einer Fehlgeburtsneigung eine ganz individuelle Vorgehensweise. Schulmedizinisch gibt es bis zur 12. SSW keine Möglichkeit der Behandlung. Allerdings gilt für alle als 1. Gebot: Stresssituationen meiden und Bettruhe einhalten.

Schüßlersalze	Einnahmemodus
Nr. 2 Calcium phosphoricum D6	4 x 5 Pastillen
Nr.5 Kalium phosphoricum D6	3 x 5 Pastillen
Nr. 7 Magnesium phosphoricum D6	4 x 5 Pastillen
Nr. 12 Calcium sulfuricum D6	5 x 5 Pastillen

Phytotherapie: Frauenmanteltee trinken, zusätzlich Sitzbäder mit Frauenmanteltee

Aromatherapie: Duftlampe: Lavendel, Rose und Muskatellersalbei.

Frühgeburtsbestrebungen, vorzeitige Wehen (25.–38. SSW)
Dass die Gebärmutter für die Geburt trainiert und kontrahiert, ist mit zunehmender Schwangerschaft zunächst einmal normal. Treten schmerzhafte Kontraktionen jedoch häufiger auf, ist zu untersuchen, ob sie sich auf den Muttermund auswirken. Bei einer vaginalen Untersuchung des Muttermundes kann anhand seiner Position und Öffnung festgestellt werden, ob die Gefahr einer Frühgeburt besteht. Ein Klinikaufenthalt kann umgangen werden, wenn die in diesem Fall verordnete Bettruhe strikt eingehalten wird. Hier ist die Haushaltshilfe durch die Familie notwendig. Ist es nicht möglich, kann vom Arzt eine Haushaltshilfe verordnet werden.

Grundsätzlich gilt: Hat eine Frau häufige Vorwehen, die zwar auch auf dem CTG aufgezeichnet werden, der Muttermund jedoch ist noch geschlossen und nach hinten gelagert, gibt es zunächst keinen Grund zur Sorge. Erst wenn die Wehen muttermundswirksam sind, kann eine Frühgeburt drohen. Trotz häufiger, starker Vorwehen, die eine frühzeitige Entbindung vermuten lassen, kommen die Kontraktionen gegen Ende der Schwangerschaft zur Ruhe, und es kann sogar sein, dass das Kind erst nach dem errechneten Termin geboren wird.

Allerdings darf weder zu leichtfertig noch zu besorgt damit umgegangen werden. Vorzeitige Wehen sind ein Alarmsignal und machen es notwendig, die Situation der Frau zu verändern. Damit das Kind ausgetragen werden kann, braucht die Schwangere Fürsorge und Entlastung. Zusätzlich zur ärztlichen Betreuung empfiehlt sich eine begleitende Hebammenbetreuung, besonders wenn eine Schwangere viel Angst vor einer drohenden Frühgeburt hat. In einer Arztpraxis ist es normalerweise nicht möglich, diese Ängste aufzufangen und zu relativieren. Der Versuch, einen Klinikaufenthalt zu vermeiden, lohnt sich immer.

Schüßlersalze	Einnahmemodus
Nr. 2 Calcium phosphoricum D6	3 x 5 Pastillen
Nr. 5 Kalium phosphoricum D6	alle 15 Minuten 5 Pastillen
Nr. 14 Kalium bromatum D6	41 x 5 Pastillen
Nr. 19 Cuprum arsenicosum D6	alle 15 Minuten 1 Pastille

Phytotherapie: Krampflösenden bzw. wehenhemmenden Tee von Ingeborg Stadelmann mit Baldrian, Hopfen, Melisse, Johanniskraut und Majoran, 2–3 Tassen am Tag heiß und schluckweise trinken. Eine von Stadelmanns Ölrezepturen enthält Majoran, Lavendel und Rosenholz. Den Bauch damit sanft einstreichen. Zur Intensivierung der Wirkung kann noch eine Wärmeflasche oder ein warmes Kirschkernsäckchen aufgelegt werden.

Anthroposophische Medizin: Bryophyllum 50 % Trituration, 1–2 Messerspitzen täglich.

Homöopathie: Die Mittel sind abhängig vom Zeitpunkt und von den auslösenden Faktoren: Arnica, Aconitum, Belladonna, Bellis perennis, Caulophyllum, Cimicifuga, Colocynthis, Cuprum metallicum, Gelsemium sempervirens, Ignatia, Nux vomica, Pulsatilla, Rhus toxicodendron, Ruta, Sepia, Staphisagria, Viburnum opulus.

Bachblüten: Impatiens (Geduldsblüte), Mimulus und Star of Bethlehem, einnehmen oder ins Körperöl mischen. Die Blüten können einzeln je ein Tropfen pur auf den Bauch, die Herz-, Stirn- und Nackengegend aufgetragen werden.

Notfalltropfen/Rescue-Tropfen sind ebenfalls sehr hilfreich.

Akupunktur: Es gibt von A. Römer eine Zusammenstellung empfohlener Akupunkturpunkte.

Zusätzlich sind alle Körpertherapien, die für die Frau entspannend sind, zu empfehlen. Fußreflexzonenmassage und cranio-sacrale Therapie sind hierfür bestens geeignet.

Schulmedizinische Maßnahme: Sollten sich die Wehen nicht beruhigen, muss eine medikamentöse Behandlung erfolgen. Es wird mit einem Fenoterol-Präparat (z. B. Partusisten) und mit Diazepam (z. B. Valium) behandelt und dies stationär. Das Fenoterol ist auch in Asthma-Aerosolen enthalten. Es geht um die Entkrampfung der Muskelzellen. Die Betroffenen erhalten eine Tablettengabe oder eine Dauerinfusion, mit dem unangenehmen Nebeneffekt, dass sich der Puls der Schwangeren erhöht. Da ihr Bettruhe verordnet ist, ist es ihr nicht möglich, die durch den hohen Puls erzeugte Unruhe körperlich auszuagieren. Eine solche Behandlung sollte, sofern dies irgend möglich ist, vermieden werden (zudem Studien belegen, dass eine echte Frühgeburtsbestrebung mit Fenoterol nur um 48 Stunden aufgehalten werden kann). Es lohnt sich, frühzeitig alternative Methoden zur Beruhigung der Überaktivität der Gebärmutter anzuwenden.

Hämorrhoiden (14.–40. SSW)

Hämorrhoiden können schmerzhaft und lästig sein, auch noch Wochen nach der Geburt. Über die Ernährung und reichlich Flüssigkeit kann geformter und dennoch weicher, regelmäßiger Stuhlgang erreicht werden. Die im Kapitel »Verstopfung« beschriebene Ernährung kann den Darm unterstützen. Beckenbodengymnastik, vor allem in Knie-Ellenbogen-Lage, und Dehnübungen der Beininnenseiten helfen vorzubeugen und bereits bestehende Hämorrhoiden zu lindern. Spätestens im Geburtsvorbereitungskurs (ab der 28. SSW) kann die Hebamme solche Übungen erklären und zeigen. Wie im Kapitel »Krampfadern« Seite 144 beschrieben können Quarkauflagen auch bei Hämorrhoiden angewandt werden. Sie wirken kühlend, Juckreiz mindernd und entzündungshemmend.

Schüßlersalze	Einnahmemodus
Nr. 1 Calcium fluoratum D12	3 x 2 Pastillen
Nr. 3 Ferrum phosphoricum D12	2 x 5 Pastillen
Nr. 4 Kalium chloratum D6	3 x 2 Pastillen
Nr. 9 Natrium phosphoricum D6	2 x 5 Pastillen
Nr. 10 Natrium sulfuricum D6	3 x 5 Pastillen
Nr. 11 Silicea D12	3 x 2 Pastillen
Bei zusätzlichem Juckreiz: Nr. 7 Magnesium phosphoricum D6 3 x 5 Pastillen, Schüßlersalzsalbe Nr. 1 Calcium fluoratum D12	

Phytotherapie: Die Hamamelis-Myrten-Salbe von Ingeborg Stadelmann hat sich bei Hebammen bewährt. Die Salbe enthält ätherische Öle der Myrte, von Lavendel und Zypresse. Selbst wenn herkömmliche Hämorrhoiden-Salben nicht geholfen haben, die Hamamelis-Myrten-Salbe brachte deutliche Linderung. Wenn Hämorrhoiden jucken und brennen, kann man die Salbe vor dem Auftragen in kleinen Portionen im Kühlschrank lagern. Auch können Hametum-Salbe, Beinwellsalbe und die Hämorrhoidenzäpfchen von der Fa. Wala, zusätzlich Sitzbäder mit Schafgarben- und Frauenmanteltee oder Eichenrinde (bekannt unter Tannolact) angewendet werden.

Aromatherapie: Ätherische Öle von Myrte, Zypresse und Schafgarbe in ein Sitzbad mit »Totes-Meer-Salz« gemischt, hat sich ebenfalls bewährt.

Homöopathie: Ähnlich wie im Kapitel »Krampfadern« beschrieben, zusätzlich jedoch Lycopodium und Nux vomica.

Harnwegsbeschwerden (14.–28. SSW)

Frauen, die schon vor der Gravidität zu Blasenentzündungen neigten, werden auch in der Schwangerschaft eher Beschwerden mit Blase und Harnwegen bekommen. Wie in den Gefäßen kommt es auch in den Harnwegen zu einer Weitstellung. Dadurch können Keime und Bakterien, die eigentlich harmlos sind, leichter in die Blase aufsteigen und zu einer Entzündung führen. Die Harnwege der Frau sind ein sensibles Barometer. Schulmedizinisch orientierte Menschen sagen, der Harnwegsinfekt ist eine ausschließlich körperliche und durch Bakterien hervorgerufene Krankheit. Ganzheitlich ausgerichtete Personen sprechen von der Blase als der großen Tränendrüse des Körpers. Blasenbeschwerden sollten nicht nur körperlich behandelt werden. Aus vielen Gesprächen mit Frauen zeigt sich, dass sich durch die Blase alter Schmerz ausdrückt. Grundsätzlich ist sehr viel Trinken (4–5 Liter) und Wärme die richtige Erstbehandlung. Wasser spült und gibt Keimen keine Möglichkeit zur Vermehrung, Wärme entkrampft. Alle unter Blasenbeschwerden auf S. 126 aufgeführten Maßnahmen gelten auch hier.

Hypertonie (Bluthochdruck, ab 24. SSW)

Von Hypertonie spricht man ab einem Blutdruck von RR 140/90. Bleibt es allein bei erhöhten Blutdruckwerten, reicht es aus, ihn regelmäßig zu kontrollieren. Gesellen sich jedoch Ödeme und Eiweiß im Urin hinzu, besteht die Gefahr der Präklampsie (früher Gestose, im Allgemeinen unter dem Begriff der »Schwangerschaftsvergiftung« bekannt). In diesem Fall können die Nieren die Belastung der Schwangerschaft nicht mehr auffangen. Im schlimmsten Fall kann es zu Krampfanfällen kommen. Es besteht Gefahr für Mutter und Kind. Deshalb ist es so wichtig, Anzeichen einer Präklampsie so früh wie möglich zu erkennen und zu behandeln. Bluthochdruck ist meist das erste Anzeichen.

Schüßlersalze	Einnahmemodus
Nr. 1 Calcium fluoratum D12	3 x 4 Pastillen
Nr. 2 Calcium phosphoricum D6	3 x 5 Pastillen
Nr. 7 Magnesium phosphoricum D6	3 x 5 Pastillen
Nr. 8 Natrium chloratum D6	3 x 4 Pastillen
Nr. 9 Natrium phosphoricum D6	3 x 4 Pastillen
Nr. 11 Silicea D12	3 x 5 Pastillen
Nr. 15 Kalium jodatum D6	3 x 3 Pastillen

Aromatherapie: Lavendel, Ylang Ylang, Tagetes und Rose.

Homöopathie: Apis, Argentum nitricum, Aurum, Belladonna, Glonium, Lachesis, Lycopodium, Mercurius, Phosphor, Plumbum und Pulsatilla.

Bachblüten: Cherry Plum, Impatiens, Vervain, Vine und Rescue-Tropfen.

Eine alternative Behandlungsmöglichkeit wäre auch die Akupunktur mit einigen empfohlenen Punkten nach A. Römer. Zusätzlich lässt sich der Blutdruck mit entspannenden Körpertherapien beeinflussen.

Hypotonie (niedriger Blutdruck, bis 12. SSW)

Die meisten Schwangeren haben auf Grund der Blutzunahme und Gefäßerweiterung einen eher niedrigen Blutdruck. Es kann dadurch auch zu Kopfschmerzen bis hin zu Migräne kommen. Reichlich Flüssigkeit und ausreichend Bewegung an der frischen Luft bringen den Kreislauf wieder in Schwung. Der tägliche Spaziergang ist wahrzunehmen. Wechselduschen nach Kneipp´scher Art und sich mit einem Massagehandschuh abrubbeln beleben.

Schüßlersalze	Einnahmemodus
Nr. 5 Kalium phosphoricum D6	3 x 5 Pastillen
Nr. 7 Magnesium phosphoricum D6	3 x 5 Pastillen
Nr. 9 Natrium phosphoricum D6	3 x 5 Pastillen
Nr. 19 Cuprum arsenicosum D6	2 x 5 Pastillen

Aromatherapie: Riechfläschchen und ins Waschwasser oder in Öl, für die Beine und Arme Rosmarinöl. Von Ingeborg Stadelmann gibt es eine sehr gute Öl-Mischung, die vom Geruch her sehr kräftigend und aufrichtend wirkt.

Ernährung: Wem eine Tasse Kaffee oder schwarzer Tee hilft, auf die Beine zu kommen, darf sie natürlich trinken. Paracelsus sagt dazu: »Die Dosis macht das Gift.«

Ischias- und Kreuzbeinbeschwerden (18.–34. SSW)

Mögliche körperliche Ursachen können »Verkühlung« und Überanstrengung, aber auch das zunehmende Gewicht sein. Ähnlich wie bei Blasenentzündungen ist hier häufig die seelische Ebene der Verursacher. Findet man die Emotionen und deren Wurzel, die hinter dem Schmerz stehen, kann der Schmerz verschwinden, obwohl man noch keine Behandlung gemacht hat. In Meditationen oder Körperzwiegesprächen lässt sich die Botschaft herausfinden.

Ischialgie bezeichnet ein Wurzelsyndrom (Lendenwirbel 5/ Steißbein 1, aber auch L4 und S2), bei dem Schmerzen im Verlauf des Ischiadicus auftreten. Sehr einfach übersetzt, bezeichnet es: Hüftweh. Viele Schwangere klagen über »ihren« Ischias. Die Beschwerden variieren von ganz leichten bis hin zu sehr starken Schmerzen dieses Nervs. Meist zieht dieser Schmerz an der Rückseite des hinteren Beines entlang und kann sogar zur Taubheit des betroffenen Beines führen. Ein Auftreten ist dann unmöglich. Es können ein oder beide Beine betroffen sein. Erste-Hilfe-Medizin ist Wärme. Außerdem gibt es gute Übungen, die, verbunden mit dem Atem, Hilfe bieten.

Schüßlersalze	Einnahmemodus
Nr. 1 Calcium fluoratum D12	3 x 3 Pastillen
Nr. 2 Calcium phosphoricum D6	4 x 5 Pastillen
Nr. 3 Ferrum phosphoricum D12	3 x 5 Pastillen
Nr. 5 Kalium phosphoricum D6	3 x 5 Pastillen
Nr. 7 Magnesium phosphoricum D6	5 x »Heiße 7«
Nr. 8 Natrium chloratum D6	3 x 2 Pastillen
Nr. 9 Natrium phosphoricum D6	3 x 2 Pastillen
Nr. 11 Silicea D12	4 x 5 Pastillen
Nr. 15 Kalium jodatum D6	3 x 3 Pastillen
Nr. 19 Cuprum arsenicosum D6	2 x 3 Pastillen
Salbe Nr. 2 Calcium phosphoricum D6 auf den Rücken auftragen	

Aromatherapie: Äußerlich Ischias-Kreuzbeinöl von Ingeborg Stadelmann, Aconit-Nervenöl von Wala, verbunden mit Wärmezufuhr. Ebenso das chinesische Kräuterfluid der Fa. Purmed, Arnika-Salbe oder -Öl hat sich ebenfalls bewährt.

Homöopathie: Belladonna (verschlimmert sich durch Bewegung und falsches Auftreten), Colocynthis (bessert sich durch Liegen auf schmerzhafter Stelle) und Kalium carbonicum (beide bei rechtsseitigem Ischias), Kalium jodatum (bessert sich bei Bewegung und Umherlaufen), Magnesium phosphoricum (bessert sich durch Hitze und Druck, verschlimmert sich durch Umhergehen), Lac caninum (Beschwerden wechseln die Seite), Lachesis (rechts- oder linksseitig, mit Überempfindlichkeit), Lycopodium (schlimmer im Liegen auf der Seite, besser beim Gehen), Valeriana (schlimmer im Sitzen und Stehen, besser durch Umhergehen).

Blütentherapie mit erweiterten Blüten nach Regina Hornberger: »Sarah of Fleet«, die Rosa Apfelrose. Sie unterstützt die letzten Monate, wenn einem der Bauch zu groß und das Kreuz zu schwer wird. Sie fördert die Leichtigkeit und Beweglichkeit des Beckens. Innerlich eingenommen oder auch ins Massageöl für das Kreuzbein gemischt. Das Bild einer solchen Rose aufzustellen oder ein gefülltes Trinkglas darauf zu stellen unterstützt die Schwingung der Heilung.

Akupunktur: Die chinesische Medizin unterscheidet zwischen einer Blasenmeridian-Ischialgie und einer Gallenblasen-Ischialgie. Der Unterschied liegt im Meridianverlauf. Der Blasenmeridian verläuft über das Gesäß durch die Kniekehle, entsprechend verläuft der Schmerz. Der Schmerz der Gallenblasen-Ischialgie strahlt über die Hüfte in den Oberschenkel und in die Knieregion. Danach werden die Akupunkturpunkte ausgewählt.

Vorbeugend sollten Dehnübungen vor allem der Beine und des Rückens durchgeführt werden, um die Meridiane zu dehnen.

Karies (28.–40. SSW)

»Pro Kind ein Zahn« sagt der Volksmund und beschreibt damit Karies in der Schwangerschaft. Das stammt sicher aus einer Zeit, als die Ernährungsbedingungen nicht optimal waren. Mundhygiene, gesunde Ernährung, regelmäßige Zahnarztbesuche können den Spruch des Volksmundes widerlegen. Es gibt Menschen, die aus erblicher Veranlagung »schlechtere« Zähne haben als andere. Besonders für jene empfiehlt sich, in der Schwangerschaft die Zähne durchsehen und bei Bedarf behandeln zu lassen. Mittlerweile gibt es gut verträgliche lokale Betäubungen für die Zahnbehandlung, der aufgeschlossene Zahnarzt kann beraten. Mit ihm kann eine zahn- und kindverträgliche Lösung gefunden werden. Im Zweifelsfall sollten Sie die Meinung eines anderen Zahnarztes einholen.

Mit den Schüßler-Salzen können die Zähne nicht nur während der Schwangerschaft gekräftigt und geschützt werden.

Schüßlersalze	Einnahmemodus
Nr. 1 Calcium fluoratum D12	3 x 5 Pastillen
Nr. 2 Calcium phosphoricum D6	3 x 4 Pastillen
Nr. 8 Natrium chloratum D6	3 x 5 Pastillen
Nr. 11 Silicea D12	3 x 4 Pastillen

Karpaltunnelsyndrom (28.–40. SSW)

In der Schwangerschaft kommt es zu Wasseransammlungen und damit zu Schwellungen im Bereich der Nervendurchtrittslücken, was wiederum zur Kompression (Abdrücken) einzelner Nerven führen kann. Am häufigsten geschieht das im Bereich des Handgelenks. Der Handwurzelkanal heißt Karpaltunnel. Es kommt zu Taubheitsgefühlen in den Fingern und Händen, die eigenartig schmerzhaft sein können und die Handlungsfähigkeit stark behindern. Es kann alles aus der Hand fallen. Es kann so unangenehm sein, dass morgens weder Zahnbürste noch die Teetasse gehalten werden können. Nach der Geburt können die Beschwerden noch eine Zeit lang anhalten, vergehen jedoch zunehmend.

Es kann eine Handgelenks-Schiene für die Nacht verschrieben werden.

Schüßlersalze	Einnahmemodus
Nr. 1 Calcium fluoratum D12	3 x 5 Pastillen
Nr. 9 Natrium phosphoricum D6	3 x 4 Pastillen
Nr. 11 Silicea D12	3 x 5 Pastillen
Nr. 23 Natrium bicarbonicum D6	3 x 4 Pastillen

Sole-Einnahmen unterstützen die Wasserausscheidung aus dem Gewebe. Die Herstellung der Sole wird unter Punkt »Zahnfleischbluten« beschrieben.

Phytotherapie: Schwangerschafts-Tee (siehe Anhang).

Homöopathie: Calcium phosphoricum, Causticum, Guajacum (linkes Handgelenk), Viola odorata (rechtes Handgelenk).

Massagen: Der Partner streicht mit beiden Daumen von der Mitte der Handgelenkwurzel nach außen und nach unten-außen.

Akupunktur: Bei täglicher, teilweise mehrmaliger Akupunktur kann sich Besserung einstellen.

Shiatsu: Punkt P6 (Pericard) und Lu 10 (Lunge) wird bei Karpaltunnelsyndrom empfohlen. Der Punkt P6 findet sich drei Fingerbreit von der ersten Handgelenksfalte auf der Innenseite des Armes zwischen den beiden Sehnen. Diesen Punkt presst man mit dem Daumen fünf bis sieben Sekunden lang, dreimal wiederholen, dieser Punkt ist auch bei Angstgefühlen hilfreich. Sind Schmerzen im Daumen, ist der Lungen-Meridian angezeigt. Lu10 findet man in der Mitte der fleischigen Daumenbasis. Diesen Punkt mit dem Daumen auch fünf bis sieben Sekunden lang kräftig pressen, dreimal wiederholen.

Zusätzliche Yoga- und Dehnübungen helfen, komprimierte und verspannte Nacken- und Schultermuskulatur zu entspannen und somit Platz zwischen den Muskeln, Sehnen und Nerven zu schaffen. Ferner unterstützen sie den Abtransport von Gewebsflüssigkeit.

Krampfadern (Varizen, 28.–40. SSW)
Durch das erhöhte Blutvolumen entsteht ein höherer Druck in den Venen, die Muskulatur ist aufgelockert, so kann das Blut von der unteren Körperhälfte nicht mehr so leicht zum Herzen zurückgepumpt werden. Zusätzlich drückt das Gewicht der größer werdenden Gebärmutter auf die Beckenvenen. Dadurch können Krampfadern in Beinen, in Schamlippen und am After auftreten. Krampfadern am After nennt man Hämorrhoiden. Einige einfache Maßnahmen können vorbeugend durchgeführt werden.

Ständiges Sitzen sowie das Übereinanderschlagen der Beine sollte vermieden werden. Abwechslung zwischen Bewegung und Beinehochlagern, Gymnastik, Yoga, Schwimmen, Radfahren sowie Dehnübungen beugen vor. Das Fußende des Bettes kann höher gestellt werden. Stützstrümpfe, die noch vor dem ersten Aufstehen angezogen werden, sind von allem immer noch der effektivste Schutz (allerdings auch ein recht unbequemer). Schwangere haben es im Sommer deutlich schwerer als im Winter. Durch Sommerhitze können die Beschwerden verstärkt werden und das Tragen von Stützstrümpfen kann eine Tortur sein.

Schüßlersalze	Einnahmemodus
Nr. 1 Calcium fluoratum D12	3 x 2 Pastillen
Nr. 3 Ferrum phosphoricum D12	2 x 5 Pastillen
Nr. 4 Kalium chloratum D6	3 x 2 Pastillen
Nr. 9 Natrium phosphoricum D6	2 x 5 Pastillen
Nr. 10 Natrium sulfuricum D6	3 x 5 Pastillen
Nr. 11 Silicea D12	3 x 2 Pastillen

Wechselduschen und Bürstenmassagen, Massagen mit einem kräftigenden Gel oder Öl sind vorbeugende Maßnahmen. Sind bereits Krampfadern vorhanden, sollte nicht mehr massiert, sondern von unten nach oben Richtung Herz gestrichen werden.

Phytotherapie: Beinwell-, Roßkastanien- oder Hamamelis-Salben, Hauttonikum der Fa. Weleda, mit dem die Beine massiert werden können, wenn sie sich müde und schwer anfühlen. Öl-Mischung: Lavendel, Lemongras, Myrte, Schafgarbe, Wacholder, Zypresse in Calendulaöl als Trägersubstanz (Rezept von Ingeborg Stadelmann). Es wirkt durchblutungsfördernd, beruhigt schmerzhafte Venen und stabilisiert die Gefäße. Umschläge mit Arnikatinktur oder Retterspitz (Tinktur aus der Apotheke) helfen auch gut.

Aromatherapie: Bei schmerzhaften Krampfadern eignen sich auch kühle Quarkauflagen, in die ätherische Öle von z. B. Zypresse, Lavendel, Wacholder gemischt werden.

Homöopathie: Aesculus, Arnica, Hamamelis, Carbo vegetabilis, Lachesis, Pulsatilla, Sepia.

Müdigkeit (bis 14. SSW)

Die Müdigkeit erwischt nahezu jede Frühschwangere. Sich dem hingeben, früh abends schlafen gehen, die Freizeiten zum Ruhen und Schlafen nutzen sind geeignete Maßnahmen. Seien Sie milde im Umgang mit sich selbst. Ihr Körper leistet derzeit so viel, dass nur wenig Energie für Aktivitäten im Außen übrig bleibt. Gönnen Sie sich frische Luft, eine liebevolle Umgebung und Unterstützung.

Schüßlersalze	Einnahmemodus
Nr. 3 Ferrum phosphoricum D12	3 x 6 Pastillen
Nr. 8 Natrium chloratum D6	2 x 5 Pastillen
Nr. 10 Natrium sulfuricum D6	1 x 7 Pastillen (morgens)
Nr. 11 Silicea D12	2 x 5 Pastillen

Aromatherapie: stimmungsaufhellend: Zitrone und Melisse;

wärmend, ausgleichend und balsamisch: Muskatellersalbei, Sandelholz, Rosengeranie (zur Beruhigung des inneren Haderns);

kräftigend, stabilisierend: Zeder, Rosmarin und Salbei (helfen, einen Arbeitstag als Mutter durchzuhalten).

Bachblüten: Olive (Überforderung), Centaury , Walnut (Anpassungsschwierigkeiten an neue Gegebenheiten).

Auch Anwendungen von Entspannungsmassagen und Fußreflexzonenmassagen wirken vitalisierend und wohltuend.

Mutterbandschmerz und Kreuzbeinschmerzen (12.–28. SSW)

In der 12. bis 28. SSW wächst die Gebärmutter stark. Jetzt kommt es verstärkt zu Dehnungs- und Auflockerungsschmerzen in Leisten und Kreuzbeingelenken. Wärme hilft bei der Entspannung. Manchmal hilft auch ein Tuch, dass um die Hüften gebunden wird, um das Gefühl des Haltens und des Gegendruckes zu geben.

Einige Becken-Übungen, z. B. aus dem Zilgrei oder Yoga, können hilfreich sein.

Schüßlersalze	Einnahmemodus
Nr. 1 Calcium fluoratum D12	3 x 2 Pastillen
Nr. 2 Calcium phosphoricum D6	2 x 5 Pastillen
Nr. 3 Ferrum phosphoricum D12	2 x 5 Pastillen
Nr. 8 Natrium chloratum D6	2 x 5 Pastillen
Nr. 9 Natrium phosphoricum D6	4 x 5 Pastillen
Nr. 15 Kalium jodatum D6	3 x 5 Pastillen
Nr. 22 Calcium carbonicum D6	2 x 3 Pastillen

Aromatherapie: Lavendel, Rosenholz, Rosengeranie, Fenchel, Kamille, Mandarine, Muskatellersalbei und Melisse, besonders zu empfehlen sind Neroli und Jasmin. Andere Öle, die erwärmend und entkrampfend wirken, eignen sich für ein Basisöl oder ein Bad in Totem-Meer-Salz.

Phytotherapie: Als Einreibungen für den Kreuzbeinbereich eignen sich entweder ein Schmerzöl, das Aconit-Nervenöl oder Hypericum-Flos-25%-Öl von der Fa. Wala, das Kreuzbeinöl von Ingeborg Stadelmann, chinesische Kräuteröle der Firma DMC International Trading GmbH.

Akupunktur eignet sich bestens. Es werden die allgemeinen Schmerz- und Muskelpunkte akupunktiert.

Obstipation (Verstopfung, bis 40. SSW)

Der Darm kann auf die Umstellung mit Darmträgheit reagieren. Sie kann sich durch die ganze Schwangerschaft ziehen, nimmt oft aber erst gegen Ende zu. Das Baby drückt den Darm im Bauch zur Seite, daher ist die natürliche Bewegung des Darmes behindert. Der Stuhlbrei wird nicht ausreichend vorangetrieben. Bewegung und eine tiefe, ruhige Atmung hat auch auf den Darm eine regulierende Wirkung. Viel Wasser trinken ist die natürliche Medizin. Warme Getränke entspannen. Schwangerschaftstee hat eine darmregulierende Wirkung. Auch 10 Minuten lang gekochtes heißes Wasser hilft.

Schüßlersalze	Einnahmemodus
Nr. 3 Ferrum phosphoricum D12	3 x 4 Pastillen
Nr. 7 Magnesium phosphoricum D6	3 x 5 Pastillen
Nr. 8 Natrium chloratum D6	2 x 5 Pastillen
Nr. 9 Natrium phosphoricum D6	3 x 4 Pastillen
Nr. 10 Natrium sulfuricum D6	3 x 4 Pastillen

Phytotherapie: Löwenzahn, Wegwarte und Engelwurz eignen sich zur Behandlung von Obstipation.

Homöopathie: Alumina, Bryonia, Lycopodium, Natrium carbonicum, Platinum, Plumbum, Pulsatilla, Sepia, Sulfur

Ernährung: Rohes Sauerkraut wirkt wie eine Bürste im Darm. Leinsamen als Ganzes aufgekocht und über Nacht stehen gelassen (geschrotet und eingeweicht), so dass ein schleimiger Sud entsteht, gibt dem Darm Schleimstoff, damit der Stuhlgang besser gleitet. Müsli wegen der Verdauung zu essen ist richtig, jedoch helfen kalte und uneingeweichte Flocken weder Magen noch Darm. Damit Müsli gut aufgenommen wird und den Darm aktiviert, sollten die Flocken mit warmem Wasser wenigstens eine Viertelstunde vor Verzehr eingeweicht werden. Frischkorn-Brei ist frisch geschrotetes Getreide. Meist wird die 5-Korn-Mischung: Hafer, Dinkel oder Weizen, Gerste, Roggen, Buchweizen verwendet. Er wird abends mit Wasser angesetzt und über Nacht abgedeckt. Morgens fügt man Sahne und nach Belieben auch Kompott oder frisches Obst hinzu.

Ödeme (Wassereinlagerung, ab 25. SSW)

Ödeme ohne gleichzeitige Hypertonie und Eiweiß im Urin sind kein Grund zur Sorge. Jedoch sollte für Entlastung gesorgt werden. Beine hochlegen oder am Tage immer mal wieder hinlegen, das allein kann schon zum Rückgang der Ödeme führen. Aber auch Bewegung und Gymnastik, Yoga und Schwimmen sind notwendig, um den Körper dabei zu unterstützen, das Wasser auszuscheiden.

Schüßlersalze	Einnahmemodus
Nr. 5 Kalium phosphoricum D6	2 x 5 Pastillen
Nr. 8 Natrium chloratum D6	2 x 5 Pastillen
Nr. 10 Natrium sulfuricum D6	3 x 5 Pastillen
Nr. 11 Silicea D12	3 x 3 Pastillen

Fallbeispiel: Johanna K. war mit ihrem ersten Kind schwanger und hatte einen sehr anstrengenden Job, bei dem sie fast die ganze Zeit saß. Bereits ab der 25. SSW begann sie, Wasser in den Beinen einzulagern. Besonders ausgeprägt war es, wenn sie enge Stiefel trug. Die erste Maßnahme war natürlich, lockere Kleidung, Socken bzw. Strümpfe und weiter geschnittene Stiefel zu tragen, während des Arbeitens immer wieder die Beine hochzulegen, wenn es sein musste, auf den Schreibtisch. Auch machte sie keine Überstunden mehr. Schon diese Veränderungen verbesserten das Befinden. Im weiteren Verlauf kam es zu Ödemen in den Händen und im Gesicht, außerdem zu einer starken Akne auf dem Rücken und im Gesicht. Ihr Essverlangen änderte sich von süß nach salzig, also von Schokolade zu Chips. Ich verordnete ihr Nr. 8, Nr. 10 und Nr. 11, je 15–20 Pastillen täglich. Es wirkte prompt. Insgesamt besserte sich alles. Der Versuch, die Salze wegzulassen, zeigte relativ schnell, dass ihr Körper die Salze doch noch weiter brauchte.

Aromatherapie: Wacholder, Zypresse, Wiesenkönigin, Grapefruit, Zitrone und Orange in ein Trägeröl gemischt.

Phytotherapie: Krampfadernöl von Ingeborg Stadelmann.

Dem Schwangerschaftstee können Birkenblätter zugefügt werden und die Brennesselblättermenge kann verdoppelt werden. Zusätzlich bietet sich noch Goldrute im Tee an.

Homöopathie: Apis, Solidago, Natrium muriaticum, Pulsatilla, Mercurius corrosvivus, Zincum.

Bachblüten: Rock Water (um alles wieder ins Fließen zu bringen).

Ernährung: Kur mit Sole ausprobieren: 2-mal am Tag 1 Glas Wasser mit einem Teelöffel Sole trinken. Es sollte genügend Eiweiß zugeführt, jedoch pro Nahrungsaufnahme nur eine einzige Eiweißsorte verwendet werden (s. a. *Gesund und schlank mit Schüßlersalzen*). Pellkartoffeln bringen Kalium in die Zellen, was für die Wasserausleitung wichtig ist. Auf keinen Fall sollte jedoch die Flüssigkeitzufuhr reduziert werden, wie früher zum Beispiel mit der salzlosen Reisdiät empfohlen wurde. Von dieser Diät wenden sich Ärzte und Hebammen mittlerweile ab.

Akupunktur hat sich bei Ödemen bewährt. Nadelt man die empfohlenen Punkte, kann man förmlich sehen, wie das Wasser abfließt.

Restless legs (unruhige Beine, bis 40. SSW)

Restless legs sind eine weitere Form der Verkrampfung. Es handelt sich hierbei um eine Übersteuerung des Nervensystems. Betroffene haben »Ameisen im Hintern« und zappelige Beine, die scheinbar ein Eigenleben führen. Sie sind nicht in der Lage die Beine längere Zeit (z. B. 10 Minuten) still zu halten. Auch da haben vor allem die Biomineralien Wunder gewirkt und für einen ruhigen Schlaf gesorgt. Vorbeugend können Bein-Waden-Dehnungsübungen gemacht werden. Es fördert die Durchblutung und den Blutrückfluß.

Restless legs könnten auch als »Weglauf-Beine« bezeichnet werden. Seelisch-emotional befinden Sie sich möglicherweise in einer Situation, aus der Sie weglaufen möchten. Magnesium (das hierbei gut hilft) wird in der Homöopathie als der Lichtbringer bezeichnet. Manchmal muss Licht in eine Sache oder Situation gebracht werden.

Schüßlersalze	Einnahmemodus
Nr. 2 Calcium phosphoricum D6	3 x 5 Pastillen
Nr. 7 Magnesium phosphoricum D6	3 x 5 Pastillen
Nr. 16 Lithium chloratum D6	2 x 5 Pastillen
Nr. 19 Cuprum arsenicosum D6	3 x 5 Pastillen

Phytotherapie: krampflösender Tee von Ingeborg Stadelmann (siehe Anhang).

Schlaflosigkeit (bis 40. SSW)

Sodbrennen, Harndrang, Ängste können Ursachen der Schlaflosigkeit sein. Der Geburtstermin steht im Groben fest und er rückt unaufhörlich näher. Es können nachts die sonderbarsten Dinge in einem vorgehen. Zwar wird das Kind herbeigesehnt, die Geburt aber auch gefürchtet. Die Schwangere muss in irgendeiner Form integrieren und verarbeiten, dass es kein Zurück gibt. »Es ist nicht kontrollierbar.« Sich darauf einzulassen, dass Sie nichts kontrollieren können und das Geschehen letztendlich nicht in der Hand haben, ist eine der größten Herausforderungen.

Als hilfreich hat sich erwiesen, statt einem Tagebuch ein Nachtbuch zu führen, die Träume, Gedanken und Ängste aufzuschreiben. Manchmal sind es nicht die Ängste, die einen wach halten, sondern die Unruhe, was alles noch erledigt werden muss, bevor das Kind kommt, und dass man ja nichts vergisst. Zettel und Stift am Bett können wie ein Schlafmittel wirken. In der Nacht, wenn Sie ohnehin nicht schlafen können, ist Zeit, einige Atemübungen zu praktizieren und die tiefe Bauchatmung, die bei der Geburt so wichtig ist, zu üben.

Nachtcocktail vor dem Schlafengehen zubereiten und einnehmen.

Schüßlersalze Schlafcocktail	**Einnahmemodus**
Nr. 2 Calcium phosphoricum D6	15 Pastillen
Nr. 7 Magnesium phosphoricum D6	15 Pastillen
Nr. 14 Kalium bromatum D6	5 Pastillen
Nr. 21 Zincum chloratum D6	10 Pastillen
zusammen in kochendem Wasser auflösen und heiß schluckweise trinken	

Empfehlung tagsüber:

Schüßlersalze allgemein	Einnahmemodus
Nr. 2 Calcium phosphoricum D6	3 x 5 Pastillen
Nr. 5 Kalium phosphoricum D6	3 x 4 Pastillen
Nr. 7 Magnesium phosphoricum D6	3 x 5 Pastillen
Nr. 8 Natrium chloratum D6	3 x 4 Pastillen
Nr. 11 Silicea D12	3 x 4 Pastillen

Phytotherapie: Es gibt einige Schlafmischungen, die neben der Schlüsselblume, Melisse, Johanniskraut und Hopfen beinhalten, Lavendel kann auch dazugegeben werden. Weitere bewährte Kräuter sind: Baldrian, Kamille, Fenchel.

Sollten Sie im Frühling und Sommer schwanger sein, lohnt sich ein Spaziergang auf die Wiesen, um nach den Pflanzen zu schauen. Das Beschäftigen mit der Natur kann eine sehr beruhigende Medizin sein, die Vertrauen schenken kann, sich einzulassen in die Schöpfungsgeschichte.

Aromatherapie: Lavendel, Sandelholz, Rose, Mandarine, Rosenholz, Neroli, Geranie. Würzöle, wie z. B. Majoran. Ins Bad, in eine Ölmischung zur Körpereinreibung oder in die Duftlampe.

Bachblüten: Agrimony, White Chestnut, Red Chesnut, Aspen, Rock Rose, Mimulus, Hornbeam, Elm oder einfach die »Notfalltropfen«.

Akupunktur: Es können beruhigende und ausgleichende Punkte akupunktiert werden.

Durch Wadenkrämpfe und unruhige Beine kann der Schlaf ebenfalls gestört werden (siehe S. 150).

Schmerz allgemein (bis 40. SSW)

Es gibt Frauen, die Bewegung brauchen, um mit Schmerz umgehen zu können, andere wiederum brauchen absolute Ruhe. Auch bei der Geburt zeigt es sich, dass manche Frauen Bewegung brauchen, Massagen, Zuspruch, Körperkontakt, andere wiederum Stillliegen oder -sitzen, keine Berührungen, geschweige denn Massagen und schon gar keine Ansprache, sie brauchen nur die Gewissheit, dass jemand da ist, ein stilles Anwesendsein. Deshalb ist eine »Schmerzbehandlung« auch immer individuell.

Ganz allgemein kann gesagt werden, dass es sich immer lohnt, die »Heiße 7« anzuwenden (Nr. 7 Magnesium phosphoricum D6 15 Pastillen in eine Tasse (100 ml) kochendes Wasser geben, mit einem Plastik- oder Holzlöffel umrühren und so heiß wie möglich trinken).

Senkungsbeschwerden (1.–40. SSW)

Senkungsbeschwerden können jederzeit in der Schwangerschaft auftreten. Meistens sind es die Mehrgebärenden, die über diese Beschwerden klagen. Die Belastung ist größer, das Gewebe schon vorgedehnt.

Eine Frau, die einem Beruf nachgeht und ihr erstes Kind erwartet, hat ihr freies Wochenende. Wenn sie Urlaub nimmt, hat sie wirklich frei und kann bei Bedarf krankgeschrieben werden.

Eine Frau, die schon Kinder hat, hat zu Hause weniger Ruhe. Die Kleinen die meist noch im Wickelalter sind und auch die Größeren wollen immer wieder auf den Arm genommen werden. Jetzt ist es Zeit, dass die Kinder lernen, dass sie die Großen werden und bestimmte Dinge alleine tun müssen. Treppen steigen, Wickeltisch rauf- und runterklettern, warten und viele andere Dinge. Auch die Mutter muss lernen, dem Kind diese Aufgaben zuzumuten. Lieber jetzt als später.

Um die emotionale Umstellung zu erleichtern, bieten sich Bachblüten-Mischungen an. Es kommt vor, dass Mütter ihren Erstgeborenen gegenüber ein schlechtes Gewissen haben, weil sie meinen, sich nicht mehr ausreichend um sie zu kümmern. Es sollte jedoch geprüft werden, ob das Kümmern wirklich nötig oder mehr eine Gewohnheit ist.

Bei Senkungsbeschwerden helfen Schwangerschaftsmiederhosen oder Gurte. Sie eignen sich auch bei Schmerzen in der Symphyse (Symphysenlockerung) und für die Zeit des Wochenbetts, wenn der Bauch noch weich und groß ist. Die Bauchdecke und Bauchmuskeln können noch nicht richtig halten und die Gebärmutter »kullert« regelrecht im Bauch herum und verursacht dabei unangenehme Nachwehen. Die Afrikanerinnen binden ihre bunten Baumwolltücher straff um Becken und Bauch.

Eine Miederhose entbindet Sie nicht von Beckenbodenübungen. Sollten Sie nicht mehr wissen, welche Übungen dafür geeignet sind, informieren Sie sich bei ihrer Hebamme. Eigentlich können Sie Übungen überall durchführen. Jedoch sieht der Alltag einer Mehrgebärenden meist so aus: Sie stehen beim Einkaufen an der Kasse, das im Wagen sitzende Kind ist davon zu überzeugen, dass es jetzt keine Schokolade braucht, weil es gleich Mittagessen gibt, das andere Kind ist davon abzuhalten, die Regale auszuräumen, und Sie selbst sollen dabei gleichzeitig gut in den Bauch atmen und die Scheide nach innen ziehen oder zusammenziehen, im Geldbeutel nach dem passenden Geld suchen …

Nun gut, es gibt stressfreiere Momente. Es gibt die häuslichen Tätigkeiten ohne Kinder oder Sie spielen mit den Kindern, lesen vor. Das sind Momente in denen Sie zwischendurch mal an den Beckenboden denken und die Übungen machen, die Ihnen die Hebamme gezeigt hat. Heben und Tragen sind so weit möglich zu vermeiden.

Schüßlersalze	Einnahmemodus
Nr. 1 Calcium fluoratum D12	4 x 5 Pastillen
Nr. 11 Silicea D12	4 x 5 Pastillen
zusätzlich den Bauch mit den Salben dieser Biomineralien einreiben	

Aromatherapie: Um die Angst zu nehmen, die Geduld zu fördern oder die Nerven zu beruhigen, eignen sich entspannende ätherische Öle wie Melisse oder Lavendel in der Duftlampe oder als Riechfläschchen.

Bachblüten eignen sich für die Unterstützung der emotionalen Seite.

Sodbrennen (bis 40. SSW)

Sodbrennen kann während der gesamten Schwangerschaft auftreten, vermehrt jedoch gegen Ende der Schwangerschaft, da die Gebärmutter stark auf den Magen drückt, so dass durch die aufgelockerte Magenöffnung die Magensäure leicht in die Speiseröhre steigen kann. Dadurch kommt es zum Sodbrennen in unterschiedlicher Ausprägung. Es kann so weit gehen, dass Frauen im Bett sitzend schlafen. Die Organsprache sagt hier: Auf wen oder was bin ich so sauer? Wenn aktueller Ärger ausgesprochen wird, beruhigt sich das Sodbrennen. Für den Einsatz der Schüßlersalze muss hier die Art des Sodbrennens berücksichtigt werden.

Schüßlersalze allgemein	Einnahmemodus
Druck im Magen und es brennt nur unten Nr. 9 Natrium phosphoricum D6	3 x 5 Pastillen
sauer Aufstoßen Nr. 9 Natrium phosphoricum D6	3 x 5 Pastillen
bitter Aufstoßen Nr. 10 Natrium sulfuricum D6	3 x 5 Pastillen
mit Aufstoßen von Luft Nr. 7 Magnesium phosphoricum D6	3 x 5 Pastillen
brennende Magenschmerzen Nr. 13 Kalium arsenicum D6 Nr. 23 Natrium bicarbonicum D6	3 x 5 Pastillen 3 x 5 Pastillen

Homöopathie: Robinia pseudacacia, Iris versicolor, Capsicum, Carbo vegetabilis und Mercurius solubilis.

Ernährung: Häufige kleine, leicht verdauliche Mahlzeiten entlasten den Magen. Hören Sie auf Ihren Körper. Sie finden schnell heraus, welche Speisen Ihnen bekommen. Erste Hilfe bieten Haselnüsse oder Mandeln, die vor dem Schlucken lange gekaut werden. Milch trinken, Joghurt essen, Kartoffelsaft trinken, Heilerde einnehmen, sogar säurehaltige Sachen kann man probieren, wenn die alkalischen Speisen nichts helfen. Orangen, Ananas, Zitronensaft, Senf, Tomatensaft, ein Tee aus Umeboshi-Pflaume, mit Tamari gewürzt, können ebenso Linderung verschaffen wie Sole trinken.

Shiatsu: Es empfiehlt sich wieder den Punkt P 6 (siehe Karpaltunnel-Syndrom) und den Magen-Punkt Ma 36 zu akupressieren. Der Magen-Punkt findet sich vier Fingerbreit unterhalb der Kniescheibe in der Mulde an der Außenseite des Schienbeines. Er ist auf Druck empfindlich bis schmerzhaft. Ebenso kann akupunktiert werden.

Übelkeit (bis 14. SSW)

Übelkeit ist wohl die bekannteste aller Befindlichkeitsstörungen während der Schwangerschaft. Sie tritt in allen Abstufungen auf, von leicht und nur am frühen Morgen bis zu lange anhaltender Übelkeit mit Erbrechen (Emesis gravidarum), von dem Sie nicht glauben, es je zu überleben. Frauen die von der Übelkeit besonders betroffen sind, sollten ihre Einstellung zur Schwangerschaft beleuchten. Häufig sind dort Gedanken zu finden wie » Ich weiß nicht, wie ich das schaffen soll«. Existenzsorgen, die Angst, dem Kind nicht die Mutter zu sein, die man dem Kind sein möchte, oder grundsätzliche Überlegungen zum Thema »Mutter sein«. Zusätzlich zur psychischen Einstellung bietet auch die Naturheilkunde wertvolle Hilfe.

Schüßlersalze	Einnahmemodus
Nr. 5 Kalium phosphoricum D6	alle 10 Minuten 1 Pastille
Nr. 7 Magnesium phosphoricum D6	3 x 5 Pastillen, ggf. zusätzlich »Heiße 7«
Nr. 8 Natrium chloratum D6	3 x 5 Pastillen
Nr. 19 Cuprum arsenicosum D6	3 x 5 Pastillen

Phytotherapie: Teemischungen aus Ingwer und Koriander finden hier Verwendung. 10 g Koriander und 6 g frische Ingwerwurzel in einem Liter Wasser 15-20 Minuten kochen. Lauwarm und über den Tag verteilt trinken (er wirkt nicht bei allen Frauen gleich gut).

Aromatherapie: Pfefferminze, verschiedene Zitrusdüfte und das Öl der Orangenblüte (Neroli; im Riechfläschchen). Von Ingeborg Stadelmann gibt es eine Mischung, die »Andere Umstände« heißt.

Homöopathie: Es gibt einige bewährte Mittel, die es lohnt auszuprobieren: z. B. Aletris farinosa, Argentum nitr., Arsenicum alb., Acidum sulf. und Acidum phos., Asarum europ., Cholchicum, Ipecacuanha, Kalium phosphoricum, Kreosotum, Nux vomica, Phosphor, Pulsatilla, Sepia, Sulfur, Thuja, Tabacum, Veratrum album.

Fallbeispiel: Astrid A. bekommt ihr 2. Kind, ihr war den ganzen Tag übel, sie musste sich zwar kaum übergeben, jedoch würgen. Sie hatte Verlangen nach Oliven und Salzigem, vor allem war die Abneigung gegen den Ehemann und selbst gegen die Nähe ihres ersten Kindes ganz schlimm. Das war für die homöopathische Therapie der Hinweis auf Sepia. Es hat wunderbar geholfen. Die Übelkeit ist mittlerweile überstanden.

Ernährung: Hören Sie auf die Signale ihres Körpers. Warmer Tee vor dem Aufstehen hat sich bewährt. Entweder lassen sie ihn sich morgens bringen oder stellen ihn am Abend in einer Thermoskanne bereit, dazu ein Stück trockenes Brot. Über den Tag sind leichte Gerichte aus Reis, Hühner- und Nudelsuppe, Kartoffeln, Kartoffelbrei und gekochtes Gemüse zu empfehlen.

Der Apotheker Pahlow empfiehlt Kürbismus und Berberitzenmarmelade.

Übertragung, Überschreitung des errechneten Geburtstermins (41. SSW)

Endlich ist der Geburtstermin erreicht und nichts passiert. Wie schon erwähnt, werden ab dem errechneten Termin die Vorsorge-Untersuchungen 2-tägig durchgeführt und das in der Regel bis 14 Tage nach dem Termin. Ist bis dahin nichts passiert, wird zur Geburtseinleitung geraten.

Die Schwangeren versuchen mit allen Mitteln, die Geburt endlich in Gang zu bringen, z. B. mit Treppen steigen, Berge erklimmen, Fenster putzen, Tanzen gehen. Bevor Sie in die Klinik gehen und einen Wehentropf bekommen, lohnt es sich, alternative Möglichkeiten auszuprobieren. Sie können versuchen, durch Stimulation ihrer Brustwarzen die Wehen in Gang zu bringen, oder aber das Paar kann, sofern sie beide echte Lust dazu verspüren, miteinander schlafen. Beim Geschlechtsverkehr geschehen einige Dinge gleichzeitig, die für die Geburt sehr förderlich sein können. Hormone werden freigesetzt, Kontrolle wird aufgegeben, Freude wird frei, tiefere Atmung geschieht, der Körper wird »erschüttert« und im Sperma befindet sich Prostglandin, was sich auf den Muttermund wehenfördernd auswirken kann.

Sollte jedoch alles vergebens sein, muss die Geburt medikamentös eingeleitet werden. Schließlich läuft der »Mietvertrag« im Uterus aus, und das Kind muss irgendwann raus, bevor sich das Befinden von Mutter und Kind verschlechtert. Nur so kann ein Kaiserschnitt in den meisten Fällen vermieden werden, der steht dann am Ende aller Bemühungen, wenn selbst das künstliche Oxytoxin nicht gewirkt hat.

Es ist leider nicht so, dass Hebammen nur ihre Mittelchen auspacken müssen und die Geburt geht los. Alle unten aufgeführten Möglichkeiten wirken als »Anstoß«. Ist der Muttermund noch sehr fest und ganz hinten im Scheidengewölbe, werden die hier aufgezeigten Methoden wahrscheinlich nicht helfen.

Schüßlersalze allgemein	**Einnahmemodus**
Nr. 7 Magnesium phosphoricum D6	3 x 5 Pastillen
Nr. 12 Calcium sulfuricum D6	3 x 2 Pastillen
Nr. 18 Calcium sulfuratum D6	2 x 5 Pastillen

Phytotherapie: Zimt, Muskat, Ingwer, Nelken, Eisenkraut (mit Stängel und Wurzel) als Tee gekocht. Ingrid Stadelmann gibt das Rezept mit einer Stange Zimt, zehn Nelken, einer kleinen Ingwerwurzel und 1 Esslöffel Eisenkrauttee (Verbenentee) in einem Liter Wasser an. Der Tee wird aufgekocht und ziehen gelassen. Schluckweise über den Tag verteilt trinken.

Homöopathie: Caulophyllum, Cimicifuga, Kalium carbonicum, Pulsatilla, Sepia, Sulfur.

Um eine medikamentöse Einleitung zunächst zu verhindern, wird in vielen süddeutschen Kliniken der Wehencocktail (Rezept im Anhang) verabreicht. Dieser Cocktail wirkt entweder prompt und durchschlagend, langsam aber sicher oder gar nicht. Aus der Erfahrung zeigt sich, dass die Wirkung spätestens nach 4, selten nach 6 Stunden einsetzt.

Frauen, die das zweite Kind bekommen, sollten ihrer Hebamme Bescheid sagen, bevor sie den Cocktail nehmen. Es könnte schneller gehen, als sie denken. Wenn die erste Geburt lang gedauert hat, glauben sie deshalb nicht, dass es dieses Mal wirklich schneller gehen kann.

Fallbeispiel: Mara R., mit dem zweiten Kind schwanger, neun Tage über dem Termin, sie war in meinem Geburtsvorbereitungskurs gewesen, der fünf Wochen vor ihrem errechneten Geburtstermin endete. Eine Hausgeburt konnte sie sich nicht vorstellen. So sah ich sie nach dem Kurs nicht mehr. Eine Freundin erzählte mir, dass Mara schon seit zwei Wochen mit einer Muttermundsöffnung von 4 cm herumlief (lt. Arzt). Sie hatte immer wieder Wehen, aber es passierte nichts. Vorsichtshalber gab ich ihr meine Handynummer. Gerade wollte ich aus dem Haus, als das Telefon klingelte. Mara rief: »Komm schnell, ich schaff`s nicht mehr.« Ich wohne nur ein paar Straßen weiter, so war ich schnell vor Ort, ihr Mann war noch unterwegs, der kleine Sohn saß neben seiner Mutter und erklärte mir: »Du, unser Baby kommt jetzt.« Während ich schnell Handtücher holte und einen provisorischen Geburtsplatz mitten im Wohnungsflur richtete, erzählte sie, dass sie den Cocktail genommen, aber nicht gedacht habe, dass er so schnell wirkt. Der Ehemann hat es noch rechtzeitig vor der Geburt geschafft. So war die Familie beieinander, als das kleine Mädchen gesund und munter mitten im Hausflur auf die Welt kam. Hinterher waren beide erstaunt, dass eine Hausgeburt mit so wenig Aufwand ablaufen kann.

Zur Geburtseinleitung kann akupunktiert bzw. gemoxt werden, es wirkt allerdings nur bei einer Wehenbereitschaft, hat sich aber sehr bewährt. Auch in den Kliniken wird darauf mit viel Erfolg zurückgegriffen.

Fußreflexzonenmassage zur Weheneinleitung wird von Hebammen häufig angewendet.

Urinveränderungen (28.–40. SSW)

Proteinurie (Eiweißausscheidung im Urin; vgl. Urinuntersuchung S. 23).

Kommt es zu Eiweißausscheidungen im Mittelstrahlurin, muss auf jeden Fall der Gesamtzustand der Schwangeren betrachtet werden. Liegen sonst keine weiteren Symptome vor, reicht es, zu überprüfen, ob der Urin richtig abgegeben wurde. (Beim Wasserlassen wird der erste Teil des Urins in die Toilette abgegeben, der 2. Teil Urin in den Becher und der 3. Teil wieder in die Toilette entlassen.) Auch durch übermäßigen Ausfluss kann es zu Eiweißanzeigen auf dem Urin-Teststreifen kommen. Diese Fehlerquellen sollten ausgeschlossen werden. Die Trinkmenge ist durch ein Gespräch zu prüfen. Lässt die Filterfähigkeit der Niere nach, kommt es zu Eiweißausscheidungen. Es kann ein Hinweis auf Präeklampsie sein, wenn zusätzlich Ödeme und Bluthochdruck vorliegen.

Schüßlersalze allgemein	**Einnahmemodus**
Nr. 2 Calcium phosphoricum D6	3 x 5 Pastillen
Nr. 9 Natrium phosphoricum D6	3 x 5 Pastillen
Nr. 16 Lithium chloratum D6	4 x 5 Pastillen

Homöopathie: Apis, Arsenicum, Aurum metallicum, Glonium, Calcium arsenicum, Helleborus niger, Lacdefloratum, Lycopodium, Mercurius, alle Natrium-Mittel, Acidum phosphoricum, Plumbum, Rhus toxicodendron.

Glucose im Urin

Es empfiehlt sich vor einer Urin-Teststreifen-Untersuchung, genügend zuckerfreie Flüssigkeit wie Tee oder Wasser zu sich zu nehmen. Säfte oder gar süße Fertiggetränke können einen falschen positiven Befund erzeugen. Haben Schwangere zum Beispiel süß gefrühstückt und geben anderthalb bis zwei Stunden später den Urin ab, kann eine Zuckerausscheidung registriert werden. Ist dies der Fall, dann sollte auf jeden Fall eine Urin-Kontrolluntersuchung unter oben genannten Bedingungen erfolgen. Bleibt der Zuckerbefund positiv, muss dem Verdacht auf Schwangerschaftsdiabetes nachgegangen werden. Erhärtet sich durch einen Glucosetoleranz- und Bluttest der Verdacht des Schwangerschaftdiabetes, ist ärztliche Begleitung und eine entsprechende Diät erforderlich. Durch den Diabetes einer Schwangeren werden die Kinder groß und schwer. Die Geburt wird erheblich erschwert. Sie haben zudem das Risiko, nach der Geburt eine Unterzuckerung zu erleiden, was dringenden Handlungsbedarf erfordert. In meinem Buch *Gesund und schlank mit*

Schüßlersalzen finden Sie Ernährungsempfehlungen, die besonders für latente Diabetespatientinnen geeignet sind. Besonders wichtig ist der Verzicht auf Kohlenhydrate und bei Schwangeren das Einhalten einer vierstündigen, bei Nicht-Schwangeren einer fünfstündigen Nahrungskarenz zwischen den Mahlzeiten.

Schüßlersalze	Einnahmemodus
Nr. 6 Kalium sulfuricum D6	3 x 4 Pastillen
Nr. 7 Magnesium phosphoricum D6	3 x 5 Pastillen
Nr. 10 Natrium sulfuricum D6	3 x 5 Pastillen
Nr. 21 Zincum chloratum D6	2 x 5 Pastillen

Verlangen / Heißhunger (bis 40. SSW)
Heißhunger ist als solches eigentlich keine Störung, zieht sich jedoch durch die gesamte Schwangerschaft in unterschiedlichsten Geschmackrichtungen.

Solche Attacken können Ihnen Hinweise darauf geben, was dem Körper fehlt. In der Beschreibung der Biomineralien zeigt sich, dass ein Mangel an Nr. 7 Magnesium phosphoricum D6 Heißhunger auf Schokolade auslöst, Nr. 2-Calcium-phosphoricum-D6-Mangel meldet sich durch Heißhunger auf Pikantes. Auch bei der homöopathischen Mittelwahl sind Gelüste ein Wegweiser. Normalerweise sollten Schwangere den Gelüsten einfach nachgeben, wenn es sich nicht gerade um schädliche Substanzen handelt. In der Frühschwangerschaft besteht häufig Heißhunger auf Gesalzenes oder Saures (ein Hinweis auf Nr. 8 Natrium chloratum D6 und Nr. 2 Calcium phosphoricum D6). Auch nach bitteren Speisen wird verlangt. Heißhunger auf Süßigkeiten, vor allem Schokolade oder Gummibärchen, gehören meist in die spätere Schwangerschaft (Nr. 7-Magnesium-phosphoricum-D6-Bedarf und Nr. 9-Natrium-phosphoricum-D6-Bedarf).

Heißhunger auf	**fehlendes Biomaterial**
Alkohol	Nr. 7 Magnesium phosphoricum D6, Nr. 8 Natrium chloratum D6
Bewegung	Nr. 2 Calcium phosphoricum D6, Nr. 11 Silicea D12
Bitteres	Nr. 6 Kalium sulfuricum D6, Nr. 10 Natrium sulfuricum D6
Eier	Nr. 22 Calcium carbonicum D6
Essen (allgemein), Heißhunger	Nr. 9 Natrium phosphoricum D6
Essig	Nr. 2 Calcium phosphoricum D6, Nr. 8 Natrium chloratum D6
Fisch	Nr. 2 Calcium phosphoricum D6, Nr. 15 Kalium jodatum D6
Fleisch	Nr. 2 Calcium phosphoricum D6, Nr. 8 Natrium chloratum D6, Nr. 9 Natrium phosphoricum D6
frische Luft	Nr. 6 Kalium sulfuricum D6
Geräuchertem oder Speck	Nr. 2 Calcium phosphoricum D6
Kaffee	Nr. 3 Ferrum phosphoricum D12, Nr. 7 Magnesium phosphoricum D6
Kochsalz	Nr. 8 Natrium chloratum D6
Mehlspeisen	Nr. 9 Natrium phosphoricum D6
Milch	Nr. 2 Calcium phosphoricum D6 Nr. 4 Kalium chloratum D6
Nikotin	Nr. 6 Kalium sulfuricum D6 Nr. 12 Calcium sulfuricum D6

Heißhunger auf	fehlendes Biomaterial
Nüsse	Nr. 5 Kalium phosphoricum D6
Pikantes (bei Abneigung gegen Fleisch)	Nr. 2 Calcium phosphoricum D6
Saures	Nr. 4 Kalium chloratum D6
Schokolade	Nr. 7 Magnesium phosphoricum D6
stark gewürzte Speisen	Nr. 8 Natrium chloratum D6
Süßigkeiten allgemein	Nr. 9 Natrium phosphoricum D6

Wadenkrämpfe (15.–40. SSW)

Waden- oder auch Fußkrämpfe kommen in der Schwangerschaft häufig vor als eine Folge des Mineralmangels, vornehmlich von Magnesium und Calcium. Als allererste Maßnahme wird die Wadenmuskulatur gedehnt, indem man das Bein streckt und die Zehen zu sich herzieht. Sollte Sie wegen des Bauches nicht mehr an Ihre Fußsohlen gelangen, können sie mit der flachen Fußsohle gegen das Fußende des Bettes drücken, oder jemand, der gerade in der Nähe ist, kann das Bein gegen sich abstützen und in Kopfrichtung gegen den Fuß drücken.

Neben den Wadenkrämpfen kommt es auch zu »Übungs«-wehen (»Bauchkrämpfen«). Fast routinemäßig bekommen mehr als die Hälfte der Schwangeren Magnesiumpräparate verordnet. Jedoch bewirkt bei den meisten Frauen selbst die höchst dosierte Menge nichts, aber eine Nebenwirkung sind Durchfälle. Es handelt sich bei den verordneten Präparaten um grobmolekulares Magnesium, dass nicht ohne zusätzlichen Aufwand durch die Zellmembran in die Zelle geschleust werden kann. Eine Überdosierung an herkömmlichem Magnesium könnte Auswirkungen auf das Ungeborene haben. Es entsteht eine so genannte »Kardia-Insuffizienz«, eine Schwäche des Mageneingangs. Die Milch läuft nach dem Stillen in die Speiseröhre zurück, wenn das Kind hingelegt wird. Es wird unruhig, bekommt Schreianfälle, schläft nicht entspannt und erbricht sauer.

Hilfe bringt hier das Schüßlersalz Nr. 7 Magnesium phosphoricum D6. Die Darreichungsform ist optimal auf die Zelle abgestimmt und kann daher ohne zusätzlichen Aufwand in die Zelle aufgenommen werden.

Leider ist starkes Verlangen nach Schokolade das Kennzeichen des Magnesium-phosphoricum-Bedarfs. Schokolade wiederum verbraucht das Magnesium, ein Teufelskreis.

Mit Schüßlersalz Nr. 7 Magnesium phosphoricum D6 wurden ganz wunderbare Erfahrungen gemacht, wenn »normale« Magnesiumtabletten nicht mehr helfen. Reicht das noch nicht aus, verordnen wir Nr. 2 Calcium phosphoricum D6 und Nr. 19 Cuprum arsenicosum D6 dazu. Meist verschwindet dann auch der Schokoladen-Hunger.

Schüßlersalze allgemein	**Einnahmemodus**
Nr. 2 Calcium phosphoricum D6	3 x 5 Pastillen
Nr. 7 Magnesium phosphoricum D6	3 x 5 Pastillen
Nr. 19 Cuprum arsenicosum D6	3 x 5 Pastillen

Phytotherapie: Während eines Krampfes helfen Massagen mit einem durchblutenden Öl, wie z. B. Zypresse, Wacholder, Salbei, Rosmarin.

Homöopathie: Cuprum aceticum, Calcium phosphoricum, Magnesium phosphoricum (vom Namen gleich der Schüßlersalze). Cuprum-aceticum-D4-Globuli verschafften am ehesten Linderung.

Ernährung: Auf kalzium- und magnesiumreiche Kost achten. Als Faustregel gilt: Alles was grün und gelb ist, zudem Nüsse, Mandeln und Vollkorn, enthält reichlich Calcium und Magnesium.

Und nicht nur von der Kost her, auch Spaziergänge im Grünen bedeutet Magnesium tanken. Es kann sogar sein, dass eine Schwangere, die einen Magnesiummangel hat, starkes Verlangen nach frischem Grün und Licht hat.

Wehentätigkeit, frühzeitige (Kontraktionen, 28.–36. SSW)
So wie es zu Beginn der Schwangerschaft zu einer Fehlgeburt kommen kann, kann es zu jedem späteren Zeitpunkt zu einer frühzeitigen Wehentätigkeit kommen, die aber nicht unbedingt gleich in eine Frühgeburt übergehen muss. Das mittlere Drittel der Schwangerschaft ist die Zeit des größten Wachstums. Die Gebärmutter ist jetzt oberhalb der Schambeinfuge und der Bauch beginnt deutlich zu wachsen. Dieses Wachstum kann zu Kontraktionen führen, die als normal zu bewerten sind. Treten sie jedoch zu häufig auf, werden sie schmerzhaft und machen die Frau ängstlich, sollten sie als Warnsignal gesehen werden. Es ist eine Aufforderung, die Lebensumstände zu prüfen. Mit Symptomen signalisiert der Körper, dass es etwas zu ändern oder zu klären gibt. Eine Schwangere, die zu vermehrten Gebärmutterkontraktionen neigt, braucht meistens in ihrer beruflichen oder häuslichen Situation eine Entlastung. Schwangere sind dadurch besonders gefährdet, dass emotionaler Stress sich auf den Körper auswirkt. Wird der Zustand nicht ernst genommen, kann es zu einem Spätabort oder zu einer Frühgeburt kommen. Das sollte unbedingt vermieden werden.

Bei vermehrten Krämpfen hat sich ein Cocktail der Schüßlersalze Nr. 2 und Nr. 7 bewährt (je 15 Pastillen in 100 ml kochendem Wasser auflösen und schluckweise trinken).

Schüßlersalze allgemein	**Einnahmemodus**
Nr. 2 Calcium phosphoricum D6	4 x 5 Pastillen
Nr. 5 Kalium phosphoricum D6	3 x 5 Pastillen
Nr. 7 Magnesium phosphoricum D6	4 x 5 Pastillen

Schüßlersalze allgemein	**Einnahmemodus**
Nr. 12 Calcium sulfuricum D6	5 x 5 Pastillen
Nr. 20 Kalium aluminium sulfuricum D6	3 x 3 Pastillen

Phytotherapie: Krampflösend wirkt die Tee-Mischung nach Ingeborg Stadelmann aus der Bahnhof-Apotheke oder das Pulver Bryophyllum 50% von der Fa. Weleda (bis zu zweistündlich 1–2 Messerspitzen einnehmen).

Akupunktur, Fußreflexzonenmassage und Yogaübungen eignen sich gut zur Entspannung und Behandlung.

Zahnfleischbluten und Entzündung des Zahnfleisches (bis **40. SSW**)

Durch den erhöhten Mineralstoffverbrauch kommt es zu Zahnfleischbluten und entzündlichen Prozessen des Zahnfleisches. Die richtige Zahncreme und Putztechnik können schon eine Besserung bewirken. Von der Fa. Weleda gibt es die Zahnpflege mit Rathania, Zahncreme und Mundwasser, es kann auch die Sole-Zahncreme verwendet werden. Mit dem Weleda-Zahnfleischbalsam oder dem flüssigen Mundbalsam kann das Zahnfleisch massiert werden. Ebenso sind Spülungen mit einer Sole-Lösung zu empfehlen. Sole stellt man mit einem guten Wasser und am besten mit Himalaya-Salz her. Ein verschließbares Glas mit Wasser füllen und so viel Salz hineingegeben, bis es sich nicht mehr auflöst (gesättigte Lösung). Davon nimmt man einen Teelöffel in ein Glas Wasser zum Spülen des Mundes.

Schüßlersalze allgemein	**Einnahmemodus**
Nr. 3 Ferrum phosphoricum D12	3 x 5 Pastillen
Nr. 5 Kalium phosphoricum D6	3 x 5 Pastillen
Nr. 8 Natrium chloratum D6	3 x 5 Pastillen

Ernährung: Zufuhr von Vitamin-C-reicher Kost ist bei Zahnfleischbluten wichtig. Vitamin C ist vor allem in Paprika, Acerolakirsche und Kiwi enthalten.

Störungen während der Geburt

Blasensprung, vorzeitig

Ist die Schwangerschaft zu Ende, beginnt in irgendeiner Form die Geburt. Bei einem vorzeitigen Blasensprung ist der Startschuss für die Geburt gefallen, jedoch fehlen die Wehen, und ohne Wehen kann keine normale Geburt stattfinden. Da nun die Fruchthöhle offen ist, können Keime aufsteigen und eine Infektion in der Gebärmutter hervorrufen. Kind und Mutter sind gefährdet. Sobald die Wehen begonnen haben, sinkt die Gefahr der Infektion. Deshalb ist man bei einem vorzeitigen Blasensprung darum bemüht, die Wehen so bald als möglich in Gang zu setzen. Meistens beginnen sie in den ersten Stunden von selbst.

Bei einem Blasensprung ist eine der ersten zu klärenden Fragen: Ist der Kopf des Kindes fest im Beckeneingang? Meistens ist es so und die Frau kann sich normal bewegen. Ist es das nicht, muss sie liegen, bis sich der Kopf ins Becken gesenkt hat. Gibt es darüber Unsicherheit, kann die Hebamme oder der Arzt/die Ärztin konsultiert werden. Mit einer einfachen Untersuchung kann der Kopf durch die Bauchdecke getastet werden. Lässt er sich noch wie eine Kugel über der Symphyse hin und her bewegen, besteht bei einem Blasensprung die Gefahr, dass die Nabelschnur vor den Kopf in die Beckenhöhle rutscht und unter der Geburt abgedrückt wird.

Hebammen haben außerhalb der Klinik einige Möglichkeiten, die Wehen in Gang zu bringen (s. »Überschreitung des errechneten Termins [ET]« Seite 24).

Ist abgeklärt, dass der Kopf fest im Becken sitzt, kann die Gebärende nach ihrem eigenen Befinden ruhen, wenn möglich schlafen oder sich bewegen. Innerhalb der Stunden des Wartens auf die Wehen bleibt Zeit, in sich zu gehen und der Frage »Bin ich wirklich bereit für die Geburt?« nachzugehen. Manchmal stehen äußere Umstände oder Ängste dem Geburtsbeginn entgegen.

Schüßlersalze	Einnahmemodus
Nr. 2 Calcium phosphoricum D6	3 x 5 Pastillen
Nr. 5 Kalium phosphoricum D6	3 x 6 Pastillen
Nr. 7 Magnesium phosphoricum D6	3 x 5 Pastillen
Nr. 12 Calcium sulfuricum D6	3 x 2 Pastillen

Alle anderen homöopathischen Mittel sind im Kapitel »Überschreitung des errechneten Termins (ET)« beschrieben, genau wie die Teemischung, um die Wehen zu fördern.

Phytotherapie: Wehencocktail siehe Anhang S. 201.

Aromatherapie: Eisenkraut, Zimt, Nelken und Ingwer als ätherische Öle. Es gibt ein wehenanregendes Öl von Ingeborg Stadelmann, das sich bei Wehenschwäche gut für jede Phase der Geburt eignet, jedoch nur unter Aufsicht der Hebamme angewandt werden sollte.

Homöopathie: Dr. F. Graf empfiehlt mit dem Blasensprung eine Gabe Kalium carbonicum C 30 von 3 Globuli. Wenn nach einer Stunde noch keine Reaktion erfolgt, 2 Globuli Kalium carbonicum C 200 nehmen. Bei Wehenbeginn keine weitere Gabe. Nach zwei bis drei Stunden erfolglosen Wartens wird mit 1 Tablette Caulophyllum D 4 alle 30 Minuten weitergemacht. Nach vier Stunden steigt man um auf 1 Tablette Caulophyllum D6 jede Stunde.

Sollte innerhalb von acht bis zwölf Stunden nichts passiert sein, wird sicher eine Einleitung notwendig sein. Während dieser Zeit, besonders auch zu Hause, sollte regelmäßig alle zwei bis vier Stunden die Temperatur gemessen werden. Hatten Sie eine Hausgeburt geplant, wird die Hebamme sicher sehr aufmerksam sein und eine frühzeitige Verlegung in die Klinik anstreben, um eine Infektion schnellstmöglichst abfangen zu können. Eine Überwachung ist notwendig, da eine Infektion unter Umständen rasant verlaufen kann.

Bachblüten: Wild Oat hilft, sich auf die Geburt einzustellen.

Akupunktur wird auch in der Klinik angewendet. Die Fußreflexzonenmassage ist für alle wehenabhängigen Störungen ein sehr gutes Hilfsmittel.

Cervixdystokie (verkrampfter Muttermund bzw. Gebärmutterhals)

Vor allem Erstgebärende neigen zu dieser Störung. Schulmedizinisch wird in diesem Fall, wenn es sich nicht umgehen lässt, eine periduale Anästhesie (Rückenmarksnarkose, PDA) eingeleitet. Im Bereich der Hausgeburt werden Homöopathie und warme Bäder eingesetzt. Sollte der gewünschte Erfolg jedoch ausbleiben, wird je nach Einschätzung der Situation auch hier auf Spascupreel oder Buscopanzäpfchen zurückgegriffen.

Schüßlersalze allgemein	Einnahmemodus
Nr. 7 Magnesium phosphoricum D6	»Heiße 7«
Nr. 19 Cuprum arsenicosum D6	15 Pastillen

Homöopathie: Aconitum, Arnica, Arsenicum album, Belladonna, Bryonia, Caulophyllum, Causticum, Chamomilla, Cimicifuga, Gelsemium, Nux vomica, Sepia.

Erschöpfung während der Geburt

Die Strapazen der Geburt können alle Beteiligten erschöpfen. Jede Hebamme hat für diese Situation ihre eigenen Maßnahmen. Besonders wichtig ist die intensive und motivierende Betreuung der Frau.

Schüßlersalze allgemein	Einnahmemodus
Nr. 5 Kalium phosphoricum D6	15 Pastillen
Nr. 13 Kalium arsenicum D6	12 Pastillen
Nr. 16 Lithium chloratum D6	12 Pastillen
Nr. 20 Kalium aluminium sulfuricum D6	12 Pastillen

Aromatherapie: Gesicht, Hals und Nacken mit Rosenhydrolat einsprühen oder abwaschen, Massagen mit dem Stadelmann-Geburtsöl, dem Eisenkraut in 10%iger Verdünnung beigefügt wird. Eisenkraut kann auch allein verwendet werden, am besten in der Verdünnung, da man es sehr sparsam dosieren sollte.

Homöopathie: Caulophyllum, Gelsemium, Kalium phosphoricum, Pulsatilla, Stannum, Veratrum album.

Bachblüten: Rescue-Remedy (Notfall-Tropfen), Gentian (Mut zum Weitermachen und Durchhalten), Olive (Stärkung und Kräfte sammeln), Walnut (bereit für einen Neubeginn; damit der Muttermund sich öffnet), Larch (Selbstvertrauen in die eigene Kraft), Oak (gibt Kraft zum Weitermachen).

Akupunktur, Fußreflexzonenmassage.

Krampfwehen und lang anhaltende Wehen

Krampfwehen sind das Gegenteil der Wehenschwäche. Lang anhaltende, starke schmerzhafte Kontraktionen der Gebärmutter, die auch nach der Geburt als Nachwehen auftreten können, werden in der Klinik mit wehenhemmenden Mitteln behandelt.

Schüßlersalze	Einnahmemodus
Nr. 2 Calcium phosphoricum D6	15 Pastillen
Nr. 7 Magnesium phosphoricum D6	»Heiße 7«
zusammen heiß als Cocktail	
Nr. 19 Cuprum arsenicosum D6	12 Pastillen

Phytotherapie: warme Kamillebäder.

Aromatherapie: Bad mit dem ätherischen Öl der römischen Kamille und Sandelholz.

Homöopathie: Aconitum, Arnica, Belladonna, Bryonia, Caulophyllum, Causticum, Chamomilla, Cimicifuga, Nux vomica, Sepia.

Man kann versuchen, mit Spascupreel oder Buscopan-Zäpfchen den Krampf zu lindern. Meistens gehen die krampfhaften Wehen mit einer Cervixdystokie einher.

Kreuzbeinschmerzen

Unter der Geburt kommt es bei den meisten Frauen irgendwann zu starken Schmerzen im Kreuzbeinbereich.

Schüßlersalze	Einnahmemodus
Nr. 3 Ferrum phosphoricum D12	15 Pastillen
Nr. 7 Magnesium phosphoricum D6	15 Pastillen ggf. als »Heiße 7«
Nr. 15 Kalium jodatum D6	15 Pastillen

Phytotherapie: Maßnahmen, die im Kapitel Ischias- und Kreuzbeinbeschwerden beschrieben werden, sind hier ebenso wirksam. Zusätzlich können Massagen mit Schmerzöl von Wala und Geburtsöl von Ingeborg Stadelmann durchgeführt werden.

Wehenschwäche und unregelmäßige Wehen

Der Wehencocktail ist nur für die Einleitung der Geburt geeignet. Bei Wehenschwäche und unregelmäßigen Wehen können alle anderen bereits beschriebenen Verfahren angewandt werden. Erst wenn nichts davon den gewünschten Erfolg bringt, muss das wehenfördernde Oxytocin verabreicht werden.

Schüßlersalze	Einnahmemodus
Nr. 5 Kalium phosphoricum D6	24 Pastillen
Nr. 7 Magnesium phosphoricum D6	»Heiße 7«
Nr. 12 Calcium sulfuricum D6	6 Pastillen
Nr. 20 Kalium aluminium sulfuricum D6	12 Pastillen

Homöopathie: Aconitum, Arnica, Belladonna, Bryonia, Caulophyllum, Causticum, Chamomilla, Cimicifuga, Nux vomica, Sepia.

Aromatherapie: Bad mit dem ätherischen Öl der römischen Kamille und Sandelholz.

Hier gilt: Falls nichts wirkt, sind Wehenmittel einzusetzen.

Störungen, die bei der Mutter im Wochenbett und in der Stillzeit auftreten

Blutverlust

Ein Blutverlust von 100 bis 300 ml ist normal. Ist der Verlust jedoch höher als 500 ml, muss der Flüssigkeitsverlust wieder aufgefüllt werden. Ansonsten kommt es zu körperlicher und emotionaler Erschöpfung, die zu einer reduzierten Milchproduktion führen kann. Leichte, nahrhafte Kost (Kraftsuppen, frisch zubereitete Speisen) und Ruhe sowie hohe Gaben von Nr. 3 Ferrum phosphoricum D12 sind jetzt erforderlich.

Schüßlersalze	Einnahmemodus
Nr. 2 Calcium phosphoricum D6	3 x 5 Pastillen
Nr. 3 Ferrum phosphoricum D12	3 x 8 Pastillen
Nr. 5 Kalium phosphoricum D6	3 x 4 Pastillen
Nr. 8 Natrium chloratum D6	3 x 5 Pastillen
Nr. 17 Manganum sulfuricum D6	3 x 4 Pastillen

Phytotherapie: Schafgarbe, Frauenmantel, weiße Taubnessel, Brennessel, als Tee.

Homöopathie: als Folge von zu hohem Blutverlust: Arnica, China, Ferrum phosphoricum, Kalium carbonicum, Millefolium, Phosphor.

Aromatherapie: kräftigende und erfrischende Öle, z. B. Zypresse und Zitrone ins Waschwasser oder in ein Öl zur Einreibung.

Brustentzündung

Milchstau kann zu einer Brustentzündung führen. Meist ist nur eine Brust betroffen. Die Zeichen sind Rötung der Brust und Fieber. Die Behandlung ist der im Kapitel »Milchstau« beschriebenen Maßnahmen gleich. Stillende mit fieberhaftem Milchstau sollten unbedingt Bettruhe halten. Sollten Fieber und Rötung nach zwei Tagen nicht deutlich zurückgegangen sein, ist ärztliche Hilfe hinzuzuziehen. Frauenärzte sind zwar heute bemüht, ohne Antibiotika und Abstilltabletten auszukommen, jedoch kann unter Umständen eine Antibiotika-Behandlung notwendig sein. Naturheilkundlich arbeitende Ärzte wenden erfolgreich die homöopathische »lytische Mischung« (auflösende Mischung, intravenös, 1-mal täglich über drei Tage hinweg) an.

Schüßlersalze	Einnahmemodus
Nr. 3 Ferrum phosphoricum D12	3 x 8 Pastillen
Nr. 9 Natrium phosphoricum D6	3 x 5 Pastillen

Phytotherapie: Salbeitee oder eine Teemischung aus Salbei, Walnussblätter und Hopfenzapfen können die Milchmenge reduzieren.

Homöopathie: Calcium carbonicum ist das Hauptmittel bei »wegfließender« Milch, Phytolacca in einer tiefen Potenz, z. B. D 4, reduziert und reguliert die Milchmenge.

Brustwarzen, wund

Besonders Erstgebärende können wunde Brustwarzen bekommen. Hauttyp der Mutter sowie Saug- und Trinkverhalten des Kindes spielen hier eine große Rolle. Leider gibt es da nur ein Motto: durchhalten! Es gibt jedoch ein paar Verhaltensregeln, die helfen, den Schaden an den Brustwarzen so gering wie möglich zu halten.

Lassen Sie das Kind nicht zu lange an der Brust nuckeln. Sobald es nicht mehr kräftig saugt, um zu trinken, nehmen Sie das Kind von der Brust. Nach dem Stillen verbleiben Speichel des Kindes und restliche Milch auf der Brustwarze, um an der Luft zu trocknen. Reicht das nicht aus, muss auf verschiedene pflegende und heilende Produkte zurückgegriffen werden. Still-Einlagen aus Seide, Zinnhütchen oder Brustschilder, um die Brustwarzen zu schützen, können erleichternd wirken. Jede Hebamme hat einiges in ihrem Repertoire zu diesem Thema und man wird immer wieder auf Neues stoßen. Welche Empfehlung welcher Frau hilft, ist sehr unterschiedlich und muss unter Umständen ausprobiert werden.

Schüßlersalze	Einnahmemodus
Nr. 3 Ferrum phosphoricum D12	3 x 5 Pastillen
Nr. 8 Natrium chloratum D6	3 x 5 Pastillen
Von beiden Mineralen auch die Salbe verwenden. Wenn Besserung eintritt, auf Nr. 11 Silicea D12 wechseln	

Bei Rissen in den Brustwarzen:

Schüßlersalze	Einnahmemodus
Nr. 1 Calcium fluoratum D12	3 x 5 Pastillen
Nr. 5 Kalium phosphoricum D6	3 x 5 Pastillen
beide Biominerale auch als Salbe lokal anwenden	

Phytotherapie: Lanosin-Brustwarzensalbe, Beinwell- bzw. Ringelblumensalbe von der Bahnhof-Apotheke. Zusätzlich zu den Salben können auch die Calendula-Essenz oder das Wundbad eingesetzt werden.

Aromatherapie: Lavendelöl, Melissenbalsam, Rose-Teebaumbalsam.

Homöopathie: Arnica, Calendula. Castor equi, Causticum, Graphites, Mercurius corrosivus, Phellandrinum, Phytolacca, Ratanhia, Silicea, Sulfur.

Anthroposophische Medizin: Wala-Wundbalsam flüssig.

Erschöpfung, körperlich oder emotional

Geburt, Stillen und Wundheilung fordern die junge Mutter körperlich. Die neue Situation mit Kind, der veränderten Position des Partners und die damit verbundenen Anforderungen können eine Frau zusätzlich emotional erschöpfen. Neben den schon bekannten Hilfsmethoden ist der Austausch mit Gleichgesinnten eine der wichtigsten Unterstützungen.

Folgende Schüßlersalze unterstützen körperlich:

Schüßlersalze allgemein	**Einnahmemodus**
Nr. 2 Calcium phosphoricum D6	3 x 5 Pastillen
Nr. 8 Natrium chloratum D6	3 x 5 Pastillen
Nr. 16 Lithium chloratum D6	3 x 5 Pastillen

emotional:

Schüßlersalze allgemein	**Einnahmemodus**
Nr. 2 Calcium phosphoricum D6	2 x 5 Pastillen
Nr. 7 Magnesium phosphoricum D6	2 x 5 Pastillen
Nr. 11 Silicea D12	3 x 3 Pastillen
Nr. 15 Kalium jodatum D6	3 x 4 Pastillen
Nr. 22 Calcium carbonicum D6	3 x 5 Pastillen

Homöopathie: China, Calcium carbonicum, Calcium phosphoricum, Causticum, Carbo vegetabilis, Phosphor, Phosphoricum acidum.

Bachblüten: Centaury, Chicory, Elm, Honeysuckle, Larch, Oak, Olive, Red Chestnut, Sweet Chestnut, Star of Bethlehem, Walnut.

Geburtsverletzungen

Nahezu jede Geburt verursacht Verletzungen, wie Schürfwunden, Risse oder Dammschnitt. Findet die Entbindung in der Klinik statt, werden Risse oder ein Dammschnitt meist genäht, zu Hause wägt die Hebamme ab, ob ein Riss genäht werden muss. In den ersten Tagen sollte eine Frau viel liegen, nach dem Toilettengang Spülungen mit warmem, klarem Wasser machen.

Grundsätzlich hilft bei allen Wunden Nr. 3 Ferrum phosphoricum D12. Einerseits als Pastillen eingenommen, andererseits als Lösung zum Spülen des Genitalbereichs. Der Einsatz von Salben ist fragwürdig, da die Salbe im Intimbereich durch Blut und Schleim schlecht hält.

Schüßlersalze	Einnahmemodus
Nr. 3 Ferrum phosphoricum D12	3 x 8 Pastillen
Nr. 20 Kalium aluminium sulfuricum D6	12 Pastillen
als Nr. 3 Ferrum-phosphoricum-D-12-Salbe auch um die Wunde herum auftragen	

Phytotherapie: Ringelblumenessenz als Spülungen und gekühlte oder warme Wundauflagen.

Aromatherapie: Lavendel, Rose, römische Kamille und Schafgarbe als Öl in Sitzbädern mit »Totes-Meer-Salz«, Ingeborg Stadelmann empfiehlt ein Wundbad, das sich auch bei wunden Brustwarzen als Brustbad, für das Kind bei wundem Po bewährt hat.

Homöopathie: Calendula bei Schleimhautwunden, Arnika bei stumpfen Verletzungen (Prellungen), Hämatomen (blauer Fleck) oder tiefen Verletzungen.

Haarausfall

Durch die Hormonumstellung kommt es ca. ab der 12. Woche nach der Entbindung für gewöhnlich zu vermehrtem Haarausfall. Hier lässt sich mit Schüßlersalzen eine deutliche Besserung erzielen.

Empfehlung von Schüßlersalzen:

Schüßlersalze allgemein	Einnahmemodus
Nr. 2 Calcium phosphoricum D6	3 x 3 Pastillen

Schüßlersalze	Einnahmemodus
Nr. 8 Natrium chloratum D6	3 x 6 Pastillen
Nr. 9 Natrium phosphoricum D6	3 x 3 Pastillen
Nr. 11 Silicea D12	3 x 6 Pastillen
Nr. 21 Zincum chloratum D6	3 x 6 Pastillen

Homöopathie: Lycopodium und Sulfur.

Milcheinschuss

Am dritten Tag nach der Geburt kommt es normalerweise zum Milcheinschuss. Beim ersten Kind sind die Wöchnerinnen von dieser Überfülle der Brüste überrumpelt, denn plötzlich (im wahrsten Sinne eingeschossen) sind sie prall und voll. Auch das erste Saugen des Kindes ist überraschend. Zwar wurde darüber erzählt, doch wie es sich tatsächlich anfühlt, ist schwer vorzustellen. Was die stillenden Frauen jetzt vor allem brauchen, ist Ruhe und keine gut gemeinten Ratschläge, sondern professionelle Unterstützung durch die Hebamme.

Um die Milch vor dem Stillen zum Fließen zu bringen, sind warme Umschläge vor dem Stillen die einfachste Hilfe. Kalte Umschläge nach dem Stillen beruhigen die überschüssige Nachproduktion. Das Kind darf direkt nach der Geburt, so lange es mag, an beiden Brüsten trinken. In den zwei folgenden Tagen sollte eine Zeit von 5–10 Minuten pro Brust nicht überschritten und eine Stillpause von wenigstens zwei Stunden eingehalten werden. Je dunkler die Brustwarze, desto strapazierfähiger ist sie. Ab dem 3. Tag kann die Zeit auf 20 Minuten pro Seite erhöht werden.

Werden die Zeiten deutlich überschritten, kommt es unter Umständen zu noch mehr Milch und zu wunden Brustwarzen. Die Einhaltung dieser Zeitmuster hat sich bewährt. Innerhalb von zwei bis drei Tagen reguliert sich die Milchmenge normalerweise. Die Meinung, eine Brust müsse leer getrunken werden, ist überholt! Die Brust sollte auch niemals gewaltsam ausgestrichen oder massiert werden.

Schüßlersalze	Einnahmemodus
Nr. 4 Kalium chloratum D6	3 x 5 Pastillen
Nr. 7 Magnesium phosphoricum D6	als »Heiße 7«

Homöopathie: Bryonia, Calcium carbonicum, Lac Caninum, Phytolacca, Pulsatilla, Phytolacca.

Phytotherapie und Aromatherapie: Die Brust kann vor dem Stillen mit Mercurialis-perennis-Salbe (Waldbingelkraut) oder dem Stillöl (enthält die ätherischen Öle von Anis, Fenchel, Karottensamen, Koriander, Kreuzkümmel, Lavendel und Rose) sanft massiert werden. Quarkauflagen mit Lavendel und Rosengeranienöl eignen sich zur Kühlung nach dem Stillen.

Milchstau ohne oder mit Fieber

Im weiteren Verlauf des Wochenbetts, Wochen oder Monate später, kann es zum Milchstau kommen, der mit und ohne Fieber verlaufen kann. Auf jeden Fall sollte eine Hebamme kontaktiert werden. Einflüsse wie z. B. äußere Einwirkungen, ein Stoß, Kälte, unregelmäßige Stillzeiten, zu enge Kleidung oder emotionale Auslöser wie Ärger, Enttäuschung, Beleidigung können die Ursachen sein. Ein Gespräch über die Ursache des Milchstaus hat schon Wunder gewirkt. Können die Tränen endlich fließen, fließt auch die Milch.

Milchstau ohne Fieber:

Schüßlersalze allgemein	Einnahmemodus
Nr. 3 Ferrum phosphoricum D12	3 x 5 Pastillen

Schüßlersalze allgemein	Einnahmemodus
Nr. 4 Kalium chloratum D6	3 x 5 Pastillen
Nr. 10 Natrium sulfuricum D6	3 x 5 Pastillen

Milchstau mit Fieber:

Schüßlersalze allgemein	Einnahmemodus
Nr. 3 Ferrum phosphoricum D12	alle 5 Minuten eine Pastille
Nr. 4 Kalium chloratum D6	3 x 5 Pastillen
Nr. 10 Natrium sulfuricum D6	3 x 5 Pastillen
Nr. 11 Silicea D12	3 x 5 Pastillen

Homöopathie: Belladonna, Bryonia, Hepar sulfuris, Lac caninum, Phytolacca, Pulsatilla, Silicea, Sulfur. Die Mittel werden abhängig von Ursache und Befinden der Frau ausgewählt: z. B. ob Fieber vorliegt, wie die Brust sich anfühlt und die Schmerzen beschrieben werden, welche Brust betroffen ist.

Milchstau kann äußerlich mit kühlen Quarkauflagen (siehe Kapitel »Milcheinschuss« Seite 179) oder Retterspitzumschlägen behandelt werden.

Akupunktur: Es gibt empfohlene Akupunkturpunkte bei einem einfachen Milchstau, die die Milch zum Fließen bringen können.

Nachwehen

Nachwehen entstehen durch Kontraktionen des Uterus, um ihn nach der Geburt des Kindes zu verkleinern und die Wunde, die bei der Ablösung der Plazenta entstanden ist, zu schließen. Bei Mehrgebärenden können Nachwehen schlimmer sein als Geburtswehen. Vor allem beim Stillen sind sie unangenehm. Bei

Erstgebärenden werden sie selten als schmerzhaft, eher als Ziehen wahrgenommen. Nach der 2. Entbindung sind sie häufig so unangenehm, dass eine Behandlung zur Linderung nötig wird. Eine Wärmeflasche oder ein warmes Kirschkernsäckchen, auf den Bauch und in den Rücken gelegt, lindern die ersten Schmerzen.

Bei Mehrgebärenden wird direkt nach der Geburt die »Heiße 7« verabreicht. Die jungen Mütter kennen die »Heiße 7« bereits aus der Schwangerschaft und haben das Mineralsalz Magnesium phosphoricum Nr. 7 zu Hause oder nehmen es mit in die Klinik.

Schüßlersalze allgemein	Einnahmemodus
Nr. 7 Magnesium phosphoricum D6	als »Heiße 7«
Nr. 19 Cuprum arsenicosum D6	3 x 4 Pastillen

Phytotherapie: Heißer Tee aus Frauenmantel, Zinnkraut, Schafgarbe und Melisse lindern die ersten Schmerzen. Der Schwangerschaftstee eignet sich auch für das Wochenbett.

Homoöpathie: Arnika, Belladonna, Chamomilla, Cimicifuga, Cuprum, Hypericum, Kalium carbonicum, Nux vomica, Pulsatilla, Rhus toxicodendron, Secale, Sepia, Sulfur. Die Fa. Weleda empfiehlt Cuprum-metallicum-praeparatum-0,4%-Salbe zur Baucheinreibung.

Sollte aus der Naturheilapotheke nichts helfen, sollten vor allem bei Mehrgebärenden Spascupreel oder Buscopanzäpfchen gegeben werden. Ein Merksatz aus der Hebammenschule lautet: Nie eine Mehrgebärende nach der Geburt verlassen, ohne ihr ein Schmerzmittel dazulassen, auf das sie im Bedarfsfall zurückgreifen kann.

Stillen, zu viel Milch

Reguliert sich die Milchmenge nach dem Milcheinschuss nicht, ist mehr Milch vorhanden, als das Kind benötigt. Obwohl das Kind getrunken hat, ist die Brust gefüllt und fließt ständig. Zum einen bieten sich Milchauffangschalen an. Beim Stillen sollte die nicht besetzte Brust gekühlt werden (z. B. rechte Brust wird angelegt und unter die linke Achsel wird ein sehr kalter Waschlappen (gefroren) oder Kühlpad gelegt. Nur eine Brust pro Still-Mahlzeit anzulegen, hat sich nicht immer bewährt. Auf keinen Fall sollte die Flüssigkeitsmenge unter das Durstniveau reduziert werden. Dadurch erhöht sich die Gefahr der Blasen- und Nierenentzündung. Trinken Sie Ihrem Durst entsprechend.

Schüßlersalze allgemein	**Einnahmemodus**
Nr. 10 Natrium sulfuricum D6	4 x 5 Pastillen

Phytotherapie: Salbeitee oder eine Teemischung aus Salbei, Walnussblätter und Hopfenzapfen kann die Milchmenge reduzieren.

Homöopathie: Calcium carbonicum ist das Hauptmittel bei »wegfließender« Milch, Phytolacca in einer tiefen Potenz, z. B. D 4, es wirkt Milchmenge reduzierend.

Stillen, Milchmangel

Milchmangel kann von Anfang an bestehen oder im Verlauf der Stillzeit auftreten. Familiäre Veranlagung, Stress und Erwartungshaltung, Ängste vor der Zukunft, traumatische Geburten, schwache Kinder, Störungen in der Hormonproduktion und vieles mehr können hierfür die Ursache sein. Primär gilt es herauszufinden, ob eine Frau (von Herzen, nicht aus moralischen Gründen) stillen möchte. Es ist die Entscheidung der Frau, welchen Weg sie gehen kann und will. Es geht darum, eine Frau in ihren Möglichkeiten zu unterstützen. Natürlich muss ausreichend getrunken und nahrhaft gegessen werden, für Ruhe gesorgt und unterstützend begleitet werden.

Schüßlersalze allgemein	Einnahmemodus
Nr. 4 Kalium chloratum D6	3 x 5 Pastillen
Nr. 7 Magnesium phosphoricum D6	»Heiße 7«
Nr. 8 Natrium chloratum D6	3 x 5 Pastillen

Phytotherapie: Milchbildungstee mit Fenchelsamen, Anissamen, Koriander, Kreuzkümmel (siehe Anhang).

Aromatherapie: Milchbildungsöl enthält die ätherischen Öle von Fenchel, Anis, Koreander und Kreuzkümmel. In der Rezeptur von I. Stadelmann ist zusätzlich Lavendel, Rose und Karottensamen. Es ist vom Duft angenehmer als das herkömmliche Milchbildungsöl. Das Öl der Karottensamen wirkt wie eine seelische Streichel- und Aufwärmmassage.

Homöopathie: Agnus castus, Asa foetida, Calcium carbonicum, Causticum, China, Bryonia, Lac caninum, Lac defloratum, Pulsatilla.

Stau des Wochenfluss und mangelnde Gebärmutterrückbildung

Der Wochenfluss ist das Wundsekret, dass aus der Gebärmutter abfließt. Der Wochenfluss besteht bis ca. 6 bis 8 Wochen nach der Geburt. Dann ist die Wundheilung und Rückbildung der Gebärmutter abgeschlossen. Die ersten zwei Wochen ist er blutig bis bräunlich, verändert sich später in Menge und Farbe zu hellem Sekret, bis er schließlich ganz versiegt. Die Gebärmutter bildet sich pro Tag um je eine Querfingerbreite zurück. Sie steht nach der Geburt am Nabel und sollte am 10. Tag nach der Geburt wieder hinter die Symphyse gesunken sein. Je nach Geburtsmodus und Häufigkeit der Geburten kann es um ein paar Tage variieren. Beim Stillen wird Oxytocin (Wehenhormon) freigesetzt, dieses produziert die Nachwehen und unterstützt somit die Rückbildung. (Die Nachwehen unterstützen diesen Vorgang, der durch das Stillen begünstigt wird.)

Eine hoch stehende, druckempfindliche Gebärmutter ist Anzeichen für einen Wochenflussstau. Werden sie von Stirnkopfschmerz, Unterbauchschmerzen, spärlichem Wochenfluss (auch stinkend) und Fieber begleitet, handelt es sich um einen Stau mit beginnender Entzündung.

Zur Vermeidung dessen und zur Unterstützung der Rückbildung gibt es hilfreiche Übungen. Legen sie sich mehrmals täglich auf den Bauch. Es unterstützt den Abfluss der Lochien (Wochenfluss) und die Rückbildung der Gebärmutter, die Brüste müssen dabei eventuell gepolstert werden.

Schüßlersalze	Einnahmemodus
Nr. 1 Calcium fluoratum D12	3 x 5 Pastillen
Nr. 3 Ferrum phosphoricum D12	3 x 5 Pastillen
Nr. 5 Kalium phosphoricum D6	3 x 4 Pastillen
Nr. 8 Natrium chloratum D6	3 x 4 Pastillen
Nr. 12 Calcium sulfuricum D6	3 x 6 Pastillen
Nr. 18 Calcium sulfuratum D6	3 x 4 Pastillen

Phytotherapie: Dem Schwangerschaftstee sollte Hirtentäschel beigefügt werden oder man lässt sich eine neue Teemischung aus Frauenmantel, Schafgarbe, Zinnkraut und Hirtentäschel herstellen, sie unterstützt die Rückbildung der Gebärmutter und bringt die Lochien zum Fließen. Bewährt haben sich Fußbäder mit Senfmehl (bis zur Höhe der Wade), die allerdings nicht zu heiß sein sollten.

Homöopathie: Belladonna, Bryonia, Calcium carbonicum, Carbo animalis, Chamomilla, China, Cimicifuga, Kalium phosphoricum, Kreosotum, Lachesis, Millefollium, Pulsatilla, Pyrogenium, Secale, Sepia, Sulfur.

Weitere Maßnahmen: Bauchmassagen mit dem Wochenbettbauchmassageöl oder mit dem Uterustonikum von Ingeborg Stadelmann haben sich in der Praxis sehr bewährt. In der Schwangerschaft wurde der Bauch gepflegt und massiert und er bedarf auch im Wochenbett einer liebevollen Behandlung. Eine liebevolle Bauchmassage vom Partner unterstützt den körperlichen und den emotionalen Fluss.

Unterstützend kann, wie bei fast allen Störungen, akupunktiert oder eine Fußreflexzonenmassage angewandt werden.

Verstopfung (Obstipation) und Hämorrhoiden

Siehe »Obstipation (Verstopfung, bis 40. SSW)« Seite 147. Zusätzlich sind Übungen für den Beckenboden und die Bauchatmung besonders wirkungsvoll.

Schüßlersalze	Einnahmemodus
Nr. 3 Ferrum phosphoricum D12	3 x 4 Pastillen
Nr. 7 Magnesium phosphoricum D6	3 x 4 Pastillen
Nr. 8 Natrium chloratum D6	3 x 4 Pastillen
Nr. 9 Natrium phosphoricum D6	3 x 5 Pastillen
Nr. 10 Natrium sulfuricum D6	3 x 5 Pastillen
Nr. 15 Kalium jodatum D6	3 x 5 Pastillen

Störungen, die nach der Geburt beim Kind auftreten können

Die Biominerale können dem Kind mit etwas Muttermilch vermischt, auf die Brustwarze gerieben, gegeben werden. Das Kind nuckelt es beim Trinken ab. Eine andere Variante ist, die Pastille mit etwas Flüssigkeit auf dem Finger einzuweichen und direkt von dort abnuckeln zu lassen. Sie können die Pastillen auch im Fläschchen auflösen.

Baby-Akne
Die Haut bekommt im Verlauf der ersten Wochen durch die Umstellung auf erheblich trocknere Luft Unreinheiten und Flecken. Es weist gleichermaßen auf Entgiftung und Empfindlichkeit hin. Die einfachste Hilfe ist, die betroffenen Stellen mit Muttermilch zu betupfen. Nach 4 Wochen hat sich das Hautbild meist normalisiert.

Schüßlersalze	Einnahmemodus
Nr. 10 Natrium sulfuricum D6	1 Pastille
Nr. 23 Natrium bicarbonicum D6	3 x 1 Pastille

Phytotherapie: Ringelblumen-Essenz (Calendula) und -Salbe.

Aromatherapie: Rose-Teebaum-Balsam aus der Bahnhof-Apotheke.

Bauchkrämpfe
Fast alle Neugeborenen haben im Verlauf ihrer ersten Tage und Wochen Bauchkrämpfe. Die Umstellung auf eine körpereigene Verdauung ist für den kindlichen Organismus ein anstrengender Akt. Bauchkrämpfe können diese Umstellung während der ersten drei Monate begleiten. Das Kind schreit plötzlich auf,

biegt, krümmt oder überstreckt sich und braucht warmen Druck am Bauch. Es möchte herumgetragen werden, ist unruhig, fällt in Schlaf und wird wieder wach, wenn es hingelegt wird. Normaler Stuhlgang zeigt Varianten zwischen gelb-körnig, über pastenartig bis sehr wässrig, manchmal sogar, wenn der Säugling starke Bauchkrämpfe hatte, grün wie Spinat. Für die Anwendung der Schüßlersalze gilt: Die Farbe der Ausscheidung bestimmt das Mineral (vgl. »Beschreibung der Biomineralien« ab Seite 51).

Schüßlersalze	Einnahmemodus
Nr. 2 Calcium phosphoricum D6	3 x 1 Pastille
Nr. 7 Magnesium phosphoricum D6	3 x 3 Pastillen
Nr. 10 Natrium sulfuricum D6	3 x 3 Pastillen
Nr. 19 Cuprum arsenicosum D6	3 x 1 Pastille

Phytotherapie: Fencheltee, Still- bzw. Milchbildungstee in stark verdünnter Form (siehe Anhang).

Aromatherapie: 4-Winde-Öl oder Windsalbe im Uhrzeigersinn auf dem Bauch einmassieren.

Homöopathie: Belladonna (bei plötzlichem Brüllen und wieder aufhören, streckt und biegt sich, macht sich steif, will nicht getragen werden, kalte Füße, heißer Kopf), Carbo vegetabilis (Brüllen, Beine anziehen, Unruhe, spätes Aufstoßen, Winde stinken fürchterlich, Trommelbauch, kalte Füsse bis über die Knie), Chamomilla (wütendes, zorniges Gebrüll, hin und her werfen, nichts ist richtig, weder tragen noch hinlegen, grüner Stuhl wie Spinat, stinkt nach faulen Eiern, eine rote Backe und eine blasse Backe), Colocynthis (beim Stillen Schreien schon nach geringer Nahrungsaufnahme, Druck und Wärme bessert), Cuprum (Daumen eingeschlagen, Gluckern beim Trinken, Schluckauf, Milch kommt zur Nase wieder raus), Lycopodium (schreien ab ca. 17 Uhr bis zu drei Stunden! Nicht zu beruhigen, nicht hinzulegen, Stirnfalten, altes, zerknittertes, mürrisches Gesicht, dünne Beine, Heißhunger, aber schnell satt, ruhig nur an der Brust, anspruchsvoller Säugling), Magnesium carbonicum (Speikinder, die sauer riechen, grüner, schleimiger Stuhl).

Durchfall (Diarrhoe)

Durchfall ist eine Art des Regelmechanismus, um sich überflüssiger Ballaststoffe zu entledigen. Die Stoffe werden in den Darm gegeben, stark verdünnt und zur schnellen Ausscheidung gebracht. Es ist bei Säuglingen eine sehr ernst zu nehmende Störung. Da der Körper durch die relativ hohe Wasserausscheidung schnell austrocknen kann, ist es wichtig, dem Kind möglichst bald Flüssigkeit zu verabreichen. Je jünger das Kind, desto höher ist das Risiko der Austrocknung. Es sollte auf Wasser (ohne Kohlensäure) zurückgegriffen werden, in dem die entsprechenden Mineralien aufgelöst sind. Da der Körper derzeit auf Ausscheidung »programmiert« ist, gehen Durchfälle meist mit einer Nahrungsverweigerung einher. Das Wichtigste in der Behandlung ist der Flüssigkeitsausgleich und die Unterstützung der Ausscheidung. Dem Wasser sollten folgende Mineralstoffe beigegeben werden.

Schüßlersalze	Einnahmemodus
Nr. 5 Kalium phosphoricum D6	10 Pastillen
Nr. 7 Magnesium phosphoricum D6	15 Pastillen
Nr. 8 Natrium chloratum D6	20 Pastillen
Nr. 10 Natrium sulfuricum D6	20 Pastillen

Es können auch auf die Bedürfnisse der Säuglinge abgestimmte Elektrolytgetränke verabreicht werden. Geht der Durchfall mit Erbrechen einher, warten Sie nicht zu lange mit einem Besuch beim Arzt.

Geburtsgeschwulst

Durch die Geburt kann es zu einer Geburtsgeschwulst am Kopf des Kindes kommen. Sie zeigt sich als weiche Beule, die gewöhnlich ohne Behandlung langsam zurückgeht. Es erscheint wie ein blauer Fleck mit zusätzlich gestautem Gewebswasser.

Schüßlersalze	Einnahmemodus
Nr. 1 Calcium fluoratum D12	3 x 3 Pastillen
Nr. 2 Calcium phosphoricum D6	3 x 3 Pastillen
Nr. 9 Natrium phosphoricum D6	3 x 2 Pastillen
Nr. 11 Silicea D12	3 x 2 Pastillen

Homöopathie: Arnika, Calcium phosphoricum.

Gelbsucht (Ikterus neonatorum)

Zwischen dem dritten und fünften Lebenstag kommt es durch den Abbau des fetalen Blutes (Blut des Kindes im Mutterleib) zur physiologischen Gelbsucht. Manche Kinder werden dabei braun-gelb und sehen aus, als kämen sie aus der Sommerfrische. Das Hämoglobin (roter Blutfarbstoff) wird im Körper umgebaut zu Bilirubin. Dabei ändert sich die Farbe in gelb und wird in der Galle gespeichert. Über Darm und Haut wird es weiter abgebaut und ausgeschieden. Ausreichend Flüssigkeit und Licht unterstützen die Ausscheidung. Sollte das Kind schlecht an der Brust trinken, kann zusätzlich Wasser verabreicht werden. Jedoch machen die Abbauprodukte das Kind schläfrig und dadurch trinkfaul, so dass sich die Flüssigkeitszufuhr unter Umständen schwierig gestaltet. Nach einigen Tagen normalisiert sich die Gelbsucht. Hat das Kind einen guten Körpertonus, meldet sich von selbst, trinkt und scheidet gut aus, gibt es keinen Grund zur Besorgnis. Da die Hebamme das Kind täglich sieht, wird sie abwägen können, welche Behandlung notwendig ist und im Bedarfsfall einen Arzt hinzuziehen.

Schüßlersalze	Einnahmemodus
Nr. 3 Ferrum phosphoricum D12	7 x 1 Pastille
Nr. 6 Kalium sulfuricum D6	5 x 2 Pastillen
Nr. 10 Natrium sulfuricum D6	3 x 5 Pastillen

Phytotherapie: Maisbarttee soll den Abbau von Bilirubin unterstützen, den entweder die Mutter trinkt oder aber der dem Kind in kleinen Mengen verabreicht wird.

Homöopathie: Aconitum, China, Lycopodium, Natrium sulfuricum, Phosphor, Sepia.

Milchschorf

Der Name Milchschorf gibt schon einen Hinweis auf die Störung im Körper. Es handelt sich um eine umstellungsbedingte Hauterscheinung, die in Verbindung mit Kuhmilch steht. Die Haut bildet schuppige, juckende Ausschläge, die auf eine Unverträglichkeit von Kuhmilch hinweisen.

Schüßlersalze	Einnahmemodus
Nr. 2 Calcium phosphoricum D6	3 x 2 Pastillen
Nr. 3 Ferrum phosphoricum D12	3 x 2 Pastillen
Nr. 4 Kalium chloratum D6	3 x 3 Pastillen
Nr. 6 Kalium sulfuricum D6	3 x 4 Pastillen
Nr. 8 Natrium chloratum D6	2 x 5 Pastillen
Nr. 18 Calcium sulfuratum D6	2 x 4 Pastillen

Homöopathie: Arsenicum album, Barium carbonicum, Calcium carbonicum, Graphites, Lycopodium, Mercurius, Sulfur, Tuberculinum.

Nabelheilung

Der Nabelschnurrest trocknet innerhalb der ersten 10 Tage und fällt dann wie ein Ästchen vom Baum ab. Die Nabelumgebung ist in dieser Zeit bei Bedarf mit warmem Wasser zu säubern und die Haut insgesamt trocken zu halten. Der Nabelschnurrest kann jedoch auch regelrecht »abfaulen«, blutig-eitrig aussehende Wundsekrete absondern und dementsprechend stinken.

Zum Säubern hat sich Muttermilch bewährt.

Eine echte Entzündung des Nabels ist eher selten.

Schüßlersalze	Einnahmemodus
Nr. 1 Calcium fluoratum D12	3 x 2 Pastillen
Nr. 3 Ferrum phosphoricum D12	3 x 2 Pastillen
Nr. 11 Silicea D12	3 x 3 Pastillen

Phytotherapie: Rosenhydrolat (aus der Bahnhof-Apotheke ohne Alkohol), verdünnte Calendula-Essenz oder 0,9%ige Kochsalzlösung (NaCl). NaCl-Lösung kann grundsätzlich zum Spülen eingesetzt werden und ist später auch als Nasentropfen zu empfehlen.

Homöopathie: Calcium carbonicum, Calcium phosphoricum, Silicea.

Ist ein Nabel sehr schmierig und stinkig, kann nach dem Säubern Wecesin-Puder verwendet werden. Wucherungen des Nabels trocknen unter Einsatz von Homöopathie und Mineralsalzen von selber ab. Schulmedizinisch werden diese Nabelgranulome mit Silbernitrat »abgeätzt«, was jedoch selten wirklich notwendig ist. Die meisten Nabelgranulome sind nach ca. drei Wochen verschwunden.

Homöopathie: Silicea, Thuja.

Schluckauf

Schluckauf kommt bei kleinen Kindern häufig vor, sie zeigen sich jedoch davon völlig unbeeindruckt. Schluckauf ist eine Verkrampfung des Zwerchfells. Solange das Kind nicht darunter leidet, besteht keine Notwendigkeit, etwas dagegen zu unternehmen. Das Kind mit einer Feder an der Nase kitzeln, um den Niesreflex auszulösen, kann den Schluckauf beenden.

Schüßlersalze	Einnahmemodus
Nr. 7 Magnesium phosphoricum D6	1 Pastille
aufgelöst in den Mundraum massieren, ggf. nach 10 Minuten wiederholen	

Homöopathie: Cuprum.

Schnupfen

Die Schleimhäute sind für den Säugling ein wichtiger Schutz bei der Anpassung an die Welt außerhalb des Mutterleibs. Um diese zu schützen, werden in großen Mengen Nr. 4 Kalium chloratum D6 und Nr. 8 Natrium chloratum D6 benötigt. Beide Mineralien unterstützen den Körper bei der Ausscheidung von Giftstoffen. Nr. 8 Natrium chloratum D6 ist auch ein wichtiges Salz zur Regulation des Flüssigkeitshaushaltes und damit auch der Wärmeregulation. Ist nicht mehr ausreichend Nr. 8 Natrium chloratum D6 im Organismus, hat der Schleim der Schleimhäute nicht die richtige Konsistenz. Das Ergebnis ist z. B. die tropfende Nase.

Schüßlersalze	Einnahmemodus
Nr. 4 Kalium chloratum D6	1 Pastille
Nr. 8 Natrium chloratum D6	1 Pastille
alle 10 Minuten im Wechsel, bis eine deutliche Besserung eintritt	

Spei-Kinder

Es gibt Kinder, die sich nach jedem Stillen übergeben und dabei trotzdem prächtig gedeihen. Meistens kann man nicht viel dagegen unternehmen. Leidet das Kind selbst nicht unter dem Erbrechen, gibt es keinen Handlungsbedarf. Sie können das Kind weniger auf einmal trinken und zwischendurch aufstoßen lassen. Sollte das Kind nicht gedeihen, dann besteht die Notwendigkeit einer Behandlung.

Schüßlersalze	Einnahmemodus
Nr. 5 Kalium phosphoricum D6	1 Pastille
Nr. 7 Magnesium phosphoricum D6	1 Pastille
Nr. 10 Natrium sulfuricum D6	1 Pastille
jeweils vor dem Essen in kleinen Portionen in den Mund einreiben	

Homöopathie: Magnesium carbonicum (siehe Blähungen), Aetusa cynapium (nach dem Erbrechen sofort wieder trinken, eine halbe Stunde nach dem Trinken erbricht es saure Klumpen, grünlicher Durchfall), Antimonium crudum (trinkt gierig, schläft nach Erbrechen erschöpft ein, weißer Zungenbelag.)

»Startschwierigkeiten«

In den ersten Tagen nach der Geburt brauchen die Kinder Zeit um zu »landen«. Es ist ihnen förmlich anzusehen. Wie die ersten Monaten der Schwangerschaft sind auch jetzt die ersten Tage und Wochen des Neugeborenen eine Zeit der Anpassung. Normalerweise kommen die Kinder gut gerüstet auf die Welt. Sie melden sich meist lautstark bei Unwohlsein oder zur Anmeldung von Bedürfnissen. Das Meckern und Schreien ist eine Beruhigung für die Eltern. Sie wissen: »Unser Kind meldet sich und fordert, was es braucht.« Es gibt aber auch Kinder, die sich nicht melden, Hunger und Stillen verschlafen. Sie sind insgesamt noch nicht »gelandet«, nicht im Körper angekommen. Sie brauchen mehr Zeit und Unterstützung. Nichts ist für Eltern schwerer auszuhalten, als ein Kind, dass nicht trinkt oder apathisch ist. Über körperliche Reize wie Massagen können Sie das Neugeborene aktivieren und zeigen, dass es in einem Körper in dieser Welt lebt. Es sollte nicht zu warm eingepackt werden, ein gewisser Kältereiz weckt und mobilisiert die Kinder.

Schüßlersalze	Einnahmemodus
Nr. 5 Kalium phosphoricum D6	3 x 1 Pastille in den ersten 2 Stunden
Nr. 12 Calcium sulfuricum D6	2 Pastillen in der ersten Stunde

Homöopathie: Aconitum, Agentum nitricum, Arsenicum, Calcium carbonicum, China, Lycopodium, Phosphor, Silicea, Sulfur.

Bachblüten: Centaury, Clematis, Hornbeam, Olive, Rescue-Tropfen, Star of Bethlehem, Walnut. Diese Essenzen können dem Körperöl oder Badewasser beigemischt werden. Sie können aber auch direkt auf die Haut aufgetragen werden.

Tränende Augen

Durch Schwellungen der Nasenschleimhaut sind die Tränengänge manchmal verstopft. Es kommt zu tränenden Augen, nur eines oder beide wechselseitig. Das Sekret kann wässrig bis gelb-grünlich sein. Dass es sich entzündet ist selten. Wie in der Beschreibung der Salze ab Seite 51 verdeutlicht, weist die Farbe der Ausscheidung auf das fehlende Mineral hin.

Schüßlersalze	Einnahmemodus
Nr. 3 Ferrum phosphoricum D12	alle 5 Minuten 1 Pastille

Schüßlersalze	Einnahmemodus
mit Eiter zusätzlich Nr. 9 Natrium phosphoricum D6	1 x 5 Pastillen
Nr. 11 Silicea D12	1 x 5 Pastillen
Nr. 12 Calcium sulfuricum D6	1 x 5 Pastillen
zusätzlich kann das Salz der Ausscheidungsfarbe mit verabreicht werden (grün: Nr. 10 Natrium sulfuricum D6; gelb: Nr. 6 Kalium sulfuricum D6; wässrig: Nr. 8 Natrium chloratum D6)	

Phytotherapie: Das Auge mehrmals täglich mit warmem Wasser, Augentrosttee oder 0,9%iger NaCl-Lösung auswaschen.

Homöopathie: Argentum nitricum, Euphrasia, Mercurius, Pulsatilla, Silicea, Sulfur, Thuja.

Antroposophische Medizin: Euphrasia oder Mercurialis-Augentropfen von der Fa. Wala.

Unruhe

Ob das Kind unruhig ist oder Bauchkrämpfe hat, lässt sich oft nicht unterscheiden. Manchmal war der Tag auch zu anstrengend, zu viel Besuch oder das Kind zeigt sich als Barometer der Nerven der Mutter.

In den ersten drei Monaten sind Schrei- und Unruhephasen, aus welchen Gründen auch immer, normal. Ein Patentrezept, dass immer hilft, gibt es nicht. Das Wichtigste ist: durchhalten und sich mit dem Partner abwechseln, nicht zu viel machen.

Schüßlersalze	Einnahmemodus
Nr. 2 Calcium phosphoricum D6	3 x 3 Pastillen
Nr. 5 Kalium phosphoricum D6 (nur vormittags)	3 x 1 Pastille

Schüßlersalze	Einnahmemodus
Nr. 7 Magnesium phosphoricum D6	3 x 3 Pastillen
Nr. 11 Silicea D12	3 x 1 Pastille
Nr. 12 Calcium sulfuricum D6	3 x 3 Pastillen
Nr. 14 Kalium bromatum D6	1 Pastille vor dem Schlafengehen
Nr. 15 Kalium jodatum D6	3 x 1 Pastille

Aromatherapie: Fenchel, Lavendel, Melisse, Orange, römische Kamille (in der Duftlampe im Kinderzimmer, die Öle sparsam dosieren).

Verstopfung

Durch die Umstellung kann es bei Säuglingen zu Verstopfung kommen. Wenn sichergestellt ist, dass das Kind richtig trinkt, kann mit Schüßlersalzen unterstützt werden.

Schüßlersalze	Einnahmemodus
Nr. 3 Ferrum phosphoricum D12	3 x 3 Pastillen
Nr. 7 Magnesium phosphoricum D6	3 x 3 Pastillen
Nr. 8 Natrium chloratum D6	3 x 4 Pastillen

Pilzinfektion – Soor

Sollte sich der wunde Po zu einer Soor- oder Windeldermatitis entwickeln, kommt es darauf an, ob Sie schulmedizinisch oder alternativ behandeln wollen. Letzteres erfordert viel Zeit, Geduld und Vertrauen.

Schüßlersalze	Einnahmemodus
Nr. 3 Ferrum phosphoricum D12	3 x 2 Pastillen
Nr. 4 Kalium chloratum D6	3 x 2 Pastillen
Nr. 12 Calcium sulfuricum D6	3 x 5 Pastillen

Homöopathie und die Phythotherapie bieten hier ebenfalls wertvolle Hilfen. Welche Mittel gewählt werden, sollte mit der betreuenden Hebamme besprochen werden.

Wunder Po

Auch ein wunder Po braucht in erster Linie Wasser und Luft. Im Bedarfsfall kann wie bei der Baby-Akne mit Muttermilch gearbeitet werden.

Schüßlersalze allgemein	**Einnahmemodus**
Nr. 3 Ferrum phosphoricum D12	5 x 2 Pastillen
Nr. 4 Kalium chloratum D6	3 x 2 Pastillen
Nr. 6 Kalium sulfuricum D6	3 x 2 Pastillen
Nr. 9 Natrium phosphoricum D6	3 x 5 Pastillen
Nr. 23 Natrium sulfuricum D6	3 x 5 Pastillen

Phytotherapie: Ringelblumensalbe.

Aromatherapie: Popo-Bad mit Lavendel, Teebaum, Rose in Meersalz. Rose-Teebaum-Balsam oder -Essenz von der Bahnhof-Apotheke nach Ingeborg Stadelmann.

Homöopathie: Arsenicum, Borax, Calcium carbonicum, Graphites, Medorrhinum, Mercurius solubilis, Sulfur.

Anhang

Teeempfehlungen

Tee gegen Übelkeit
Teemischung aus Ingwer, Koriander: 10 g Koriander und 6 g frische Ingwerwurzel in einem Liter Wasser 15–20 Minuten kochen. Lauwarm über den Tag verteilt trinken.

Geburtsvorbereitungstee
Der Geburtsvorbereitungstee ist allgemein bekannt. Er wird inzwischen in Apotheken fertig gemischt verkauft. Sie können ihn von Beginn der Schwangerschaft an trinken. Einige Frauen reagieren auf Himbeerblätter mit Hautausschlägen, da er die Ausscheidungsfunktion des Körpers anregt. In diesem Fall sollten die Himbeerblätter reduziert werden. Der Tee kann die ersten Monate ebenso ohne Himbeerblätter getrunken werden. Sie mischen sie erst in den letzten Wochen dazu. Trinken Sie 3–4 Tassen täglich.

Der Tee beinhaltet Frauenmantel, Schafgarbe, Zinnkraut, Melisse, Himbeerblätter, Brennnessel, zusätzlich wird auch noch Johanniskraut empfohlen. Johanniskraut schmeckt bitter. Frauen, die nicht gerne Tee trinken, sollten dieses Kraut eventuell nicht verwenden. Um die Nierenfunktion zu unterstützen, kann Goldrute hinzugegeben werden.

Die Wirkungen der einzelnen Kräuter beziehen sich hauptsächlich auf das weibliche Genitale, die Hormonunterstützung und -regulierung, die Unterstützung der Ausscheidungsorgane, die Blutbildung und Nervenstärkung.

Der Frauenmantel (Alchemilla vulgaris) enthält hauptsächlich Gerb- und Bitterstoffe, durch die er heilend und stärkend auf die Beckenorgane der Frau wirkt. Alchemilla ist ein großes Frauenkraut. Sie reguliert die weiblichen Hormone und den gesamten weiblichen Organismus. Vor allem stärkt sie die Gebärmutter. Im Wochenbett ist es ein ebenfalls wichtiger Tee, da er blutstillend, regulierend, kräftigend und heilend wirkt. Er fördert zudem die Milchproduktion.

Die Schafgarbe (Achillea millefolium) ist, wie der Frauenmantel, ein Frauenkraut. Die Wirkung der Schafgarbe ist entzündungshemmend, entkrampfend, antiseptisch, blutbildend und kräftigend. Ähnlich wie die Angelikawurzel ist sie auch für den Magen ein großes Heilkraut. Bei Überdosierung kann es bei der Schafgarbe zu einer Umkehrwirkung kommen. Sie wirkt einerseits blutstillend, kann aber bei hoher Dosierung blutfördernd wirken, deshalb sind die Dosierungsangaben beachten. Sie ist auch als ätherisches Öl erhältlich und in einigen Mischungen von Ingeborg Stadelmann enthalten. Das Öl ist durch das Azulen in der Pflanze blau.

Zinnkraut, auch Ackerschachtelhalm genannt (Equisetum arvense) enthält viel Kieselsäure und Mineralsalze, es wirkt Gewebe festigend, entwässernd und blutstillend.

Himbeerblätter (Rubus idaeus) bieten eine gute Teegrundlage. Sie enthalten Gerbstoffe, dienen der Blutreinigung, unterstützen den Stoffwechsel und den Ausscheidungsprozess vor allem über den Darm. Sie wirken ferner blutstillend und entzündungshemmend und wirken leicht adstringierend (zusammenziehend). Sie wirken direkt auf die weiblichen Hohlorgane im kleinen Becken, kräftigen die Muskulatur und lockern sie gleichzeitig auf.

Himbeerblätter gelten als altes Hebammenkraut. Es dient als Dammschnitt-Prophylaxe und ist ein Bindegewebe kräftigendes Kindbettmittel. Es wird auch »das gewebekräftigende Mutterkraut« genannt.

Brennnesselblätter regulieren den Stoffwechsel, liefern Eisen und unterstützen die Eisenaufnahme, sie beeinflussen schon in der Schwangerschaft die anstehende Milchproduktion. Ferner regen sie die Nierenfunktion an.

Johanniskraut und Melissenblätter haben vor allem eine psychisch-ausgleichende Wirkung, fördern den Schlaf, stärken die Nerven und entspannen.

Wehencocktail

Für das Rezept des Cocktails gibt es immer wieder kleine Variationen.

2 Esslöffel Rizinusöl, 2 Esslöffel Mandelmus, ⅛ Liter Aprikosensaft und das Ganze mit Sekt auf einen viertel Liter auffüllen, innerhalb einer Stunde löffeln oder schluckweise trinken.

Man kann dem Ganzen noch einen Tropfen ätherisches Eisenkrautöl hinzumischen, allerdings ist es zu Hause selten vorrätig. Das ätherische Öl des Eisenkrautes ist sehr teuer. Billiges »Eisenkrautöl« ist zur innerlichen Einnahme nicht geeignet. Ohnehin sollte die innerliche Einnahme von Eisenkraut mit Vorsicht genossen werden, es kann zu Magenreizungen führen und toxisch wirken.

Über diesen Cocktail lässt sich geschmacklich bestimmt streiten. Die einen mögen ihn, die anderen verabscheuen ihn. Auf jeden Fall wirkt er, wenn eine Geburtsbereitschaft vorhanden ist.

Krampflösender bzw. wehenhemmender Tee

Von Ingeborg Stadelmann mit Baldrian, Hopfen, Melisse, Johanniskraut und Majoran, davon 2–3 Tassen am Tag heiß und schluckweise trinken. (Den Tee wirklich als Medizin trinken.)

Milchbildungstee

Zu gleichen Teilen: Anissamen, Fenchelsamen, Schwarzkümmel, Dill, Majoran, Kreuzblume und Melisse. Alles zusammen vor dem Aufbrühen in einem Mörser zerstoßen, damit sich die ätherischen Öle leichter herauslösen und somit ihre Wirkung optimal entfalten können. Bei allen Tees, die Samen enthalten, sollte darauf geachtet werden. Drei bis vier Tassen täglich, jedoch sollte diese Mischung nicht zu häufig und zu lange getrunken werden.

Danksagung

An dieser Stelle möchte ich all den hilfreichen sichtbaren und unsichtbaren Geistern meine tiefe Dankbarkeit ausdrücken, ohne die dieses Buch vermutlich nicht entstanden wäre. Herzlichen Dank an Simone Boley, die das Buch in allen hebammen- und schwangerenrelevanten Teilen verfasst hat, an meinen Lebenspartner Manfred, der mir den Rücken freigehalten, mich in der Zeit des Schreibens unterstützt und ertragen hat und mir, trotz Termindruck, durch seinen Einsatz bei den Korrekturen und seine kritischen Fragen sehr geholfen hat, dieses Buch zu schreiben und die Informationen zu präzisieren.

Mein Dank gilt auch meiner medizinischen Beraterin Eva Krause unter anderem für ihre Korrekturen, die das Buch auf seine sachlich richtige Form geprüft hat, und auch der Firma Pflüger, die mich mit hilfreichen Informationen versorgt hat.

Danke auch an all die Teilnehmer meiner Seminare, die mich ermutigten, ein weiteres Buch über das Thema Schüßlersalze zu schreiben.

Bezugsquellen und was beim Kauf zu beachten ist

Biochemische Mittel, die nach den Vorgaben von Dr. med. W. H. Schüßler hergestellt werden, sind in der Apotheke erhältlich. Es sind hochwertige Arzneimittel, die gemäß den strengen Richtlinien des HAB (Homöopathisches Arzneibuch) potenziert werden. Zu erkennen sind sie an den Bezeichnungen »Homöopathisches Arzneimittel« oder auch »biochemisches Funktionsmittel nach Dr. Schüßler« und den Angaben »D 6« oder »D 12«.

Beim Kauf der Biomineralsalze empfehle ich Ihnen einen Preisvergleich. Die bekanntesten sind nicht immer die preisgünstigsten und besten.

Pflüger Biomineral-Tabletten® und Pflüger Biomineral flüssig® werden glutenfrei hergestellt, um eventuelle allergische Reaktionen zu vermeiden.

www.pflueger.de

Adressen

Über die Bahnhof-Apotheke können Sie u. a. verschiedene Aromaöl-Mischungen nach Ingeborg Stadelmann beziehen.

Bahnhof-Apotheke
Bahnhofstraße12
87435 Kempten
Tel: 08 31 / 5 22 66 11
www.bahnhof-apotheke.de

Literatur

Haiduk, Vistara H.: Gesund durch Schüßlersalze; Knaur Verlag
Haiduk, Vistara H.: Gesund und schlank mit Schüßlersalzen; Lüchow Verlag
Feichtinger, Thomas/ *Niedan*, Susana: Schüßlersalze kurz und bündig; Haug Verlag
Feichtinger, Thomas/ *Niedan,* Susana: Schüßlersalze für ihr Kind; Haug Verlag
Feichtinger, Thomas/ *Niedan,* Susana: Schüßlersalze für Frauen; Haug Verlag
Fischer, Susanne: Medizin der Erde; Hugendubel Verlag
Fischer-Rizzi, Susanne: Himmlische Düfte; Hugendubel Verlag
Fischer-Rizzi, Susanne: Blätter von Bäumen; Hugendubel Verlag
Knörr/ Knörr-Gärtner/ Beller/ Lauritzen: Geburtshilfe und Gynäkologie; Springer Verlag
Leboyer, Frederick: Weg des Lichts; Rowohlt Verlag
Mändle/ Opitz-Kreuter/ Wehling: Das Hebammenbuch, Lehrbuch der praktischen Geburtshilfe; Schattauer Verlag
Pschyrembel, Willibald: Klinisches Wörterbuch; de Gruyter Verlag
Pschyrembel, Willibald: Praktische Geburtshilfe; de Gruyter Verlag
Rieger, Dr. Berndt: Psychologische Schüssler-Salz-Therapie; Jungjohann Verlag
Rogers, Charlotte: Zilgrei für eine natürliche Schwangerschaft und Geburt; Mosaik Verlag
Singh, Satya: Das Kundalini-Yoga-Handbuch für Gesundheit von Körper, Geist und Seele; Heyne Verlag
Stadelmann, Ingeborg: Die Hebammensprechstunde; Eigenverlag
Stadelmann, Ingeborg: Bewährte Aromamischungen; Eigenverlag
Pahlow, Mannfried: Das große Buch der Heilpflanzen; Gräfe und Unzer Verlag

Seminare

Die Autorin Vistara H. Haiduk hält Vorträge und gibt Seminare im In- und Ausland zu den Themen:

Schüßlers Lebenssalze /Antlitzdiagnose

Die Teilnehmer lernen, Salzmangel im Gesicht zu erkennen, zu behandeln und zu deuten.

Pathophysiognomie- und Organsprache

Jedes Gesicht zeigt durch Farbe, Hautbeschaffenheit und Falten, in welchem Zustand sich der Organismus derzeit befindet. Jedes Organ hat wiederum einen spezifischen Bezug zur Psyche und den seelischen Konflikten. Im Seminar lernen die Teilnehmer die Sprache der Organe sowie die entsprechenden Zeichen im Gesicht zu erkennen.

Holistische Iridologie

Die Teilnehmer lernen, die Zeichen des Auges auf allen Ebenen des Seins zu sehen, zu deuten und zu behandeln.

Metabolic-Balance®

Seminar zur individuellen Stoffwechsel- und Gewichtsregulation, Ernährungsberatung.

Alle Seminare sind für Laien wie für Fachleute geeignet.

Informationen über die Seminarangebote finden Sie im Internet unter www.vistarahaiduk.com und bei der Autorin direkt: Vistara H. Haiduk, Am Schafhaus 65, 71720 Oberstenfeld (bitte einen mit 1,44 € frankierten und an sich selbst adressierten A5-Rückumschlag beilegen).

Sollten Sie Interesse haben, ein Seminar für Vistara H. Haiduk zu organisieren, setzen Sie sich bitte unter haiduk@gmx.de mit der Autorin in Verbindung.

Die Autorinnen

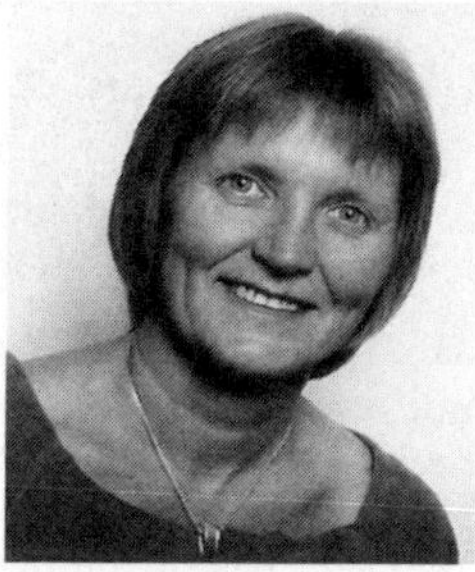

Vistara H. Haiduk wurde 1960 in Berlin geboren. Als technische Assistentin in der Medizin kam sie aus Berlin zunächst nach Essen. Dort begann sie als Lebens- und Gesundheitsberaterin bereits mit Schüßlersalzen und Reiki zu arbeiten. 1996 legte Vistara H. Haiduk die Prüfung als Heilpraktikerin ab und praktiziert seither in eigener Praxis. Seit 2004 lebt und arbeitet sie in Oberstenfeld (bei Ludwigsburg). Schwerpunktthemen in der Praxis sind neben den unterrichteten Gebieten Ernährungsberatung, psychotherapeutische und spirituelle Lebenshilfe sowie Schamanismus.
Darüber hinaus unterrichtet Vistara H. Haiduk seit 1995 freiberuflich die Themen Schüßlers Lebenssalze, Irisdiagnose, Patho- und Organsprache für verschiedene Heilpraktikerschulen und für Firmen.

1999 erschien ihr erstes Buch im Knaur Verlag mit dem Titel »Gesund durch Schüßlersalze«, das 2004 vollständig überarbeitet und erweitert wurde.
Anfang 2005 erschien »Gesund und schlank durch Schüßlersalze« im Lüchow Verlag.

www.vistarahaiduk.com

Hinweis
Bitte haben Sie dafür Verständnis, dass der Zeitaufwand für individuelle schriftliche und fernmündliche Empfehlungen und Beratungen kostenpflichtig ist und mit dem üblichen Stundensatz abgerechnet wird.

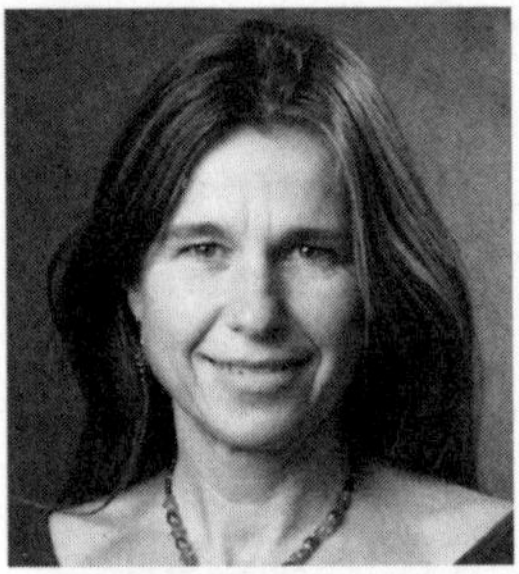

Simone Boley wurde 1960 in Balingen/Baden-Württemberg geboren.
Die Ausbildung zur Arzthelferin in einer Frauenarztpraxis, erweckte in ihr den Wunsch, Hebamme zu werden. Bevor sie jedoch diese Ausbildung begann, bekam sie eine Tochter, die sie zu Hause zur Welt brachte. So differenzierte sich der Wunsch, Hausgeburtshebamme zu werden. Nach der Hebammenausbildung 1990–1993 in Tübingen begann sie direkt mit der freiberuflichen Hebammenarbeit im Zusammenschluss mit zwei Kolleginnen. Mittlerweile arbeitet sie in einem Hebammenteam mit drei Kolleginnen, die sich zur Aufgabe gemacht haben, Frauen in Schwangerschaft, Geburt und Wochenbett ganzheitlich zu betreuen. Dazu gehören Kurse zur Geburtsvorbereitung und Rückbildung, Beratung und Schwangerschaftsvorsorge, die Vorbereitung und Begleitung der Hausgeburt und die Betreuung in Wochenbett und Stillzeit. Durch zahlreiche Weiterbildungen in Bereichen der Psychotherapie, Körpertherapie und naturheilkundlicher Medizin sind diese feste Bestandteile ihrer Arbeit.

Weitere Informationen finden Sie im Internet unter www.Simone-Boley.de.

Hier möchte ich noch einmal anmerken, dass ich zusammen mit meinen Kolleginnen Hausgeburten begleite und keine Klinikgeburten, somit meine Fallbeispiele sich auf Hausgeburten beziehen.

Stichwortregister